W0072517

Carl-Auer-Systeme

Dieses Buch widme ich meinen Eltern,
Alfons und Klara Lorenz,
und meiner geliebten Familie,
Jörn und Lukas und Frederik.

Schwangerschaft, Geburt und Hypnose

Liz Lorenz-Wallacher

Selbsthypnosetraining in der modernen Geburtsvorbereitung

2003

Carl-Auer-Systeme im Internet: **www.carl-auer.de**
Bitte fordern Sie unser Gesamtverzeichnis an:

Carl-Auer-Systeme Verlag
Weberstr. 2
69120 Heidelberg

Über alle Rechte der deutschen Ausgabe verfügt Carl-Auer-Systeme
Verlag und Verlagsbuchhandlung GmbH Heidelberg
Fotomechanische Wiedergabe nur mit Genehmigung des Verlages
Satz: W. G. V. Verlagsdienstleistungen GmbH, Weinheim
Umschlaggestaltung: WSP Design, Heidelberg
Umschlagbild: © Getty Images Deutschland GmbH
Printed in the Netherlands
Druck und Bindung: Koninklijke Wöhrmann, Zutphen

Erste Auflage, 2003
ISBN 3-89670-405-2

Bibliografische Information Der Deutschen Bibliothek Die Deutsche Bibliothek verzeichnet
diese Publikation in der Deutschen Nationalbibliografie; detaillierte bibliografische Daten
sind im Internet über http://dnb.ddb.de abrufbar.

Inhalt

Danksagung

An dieser Stelle möchte ich all den Menschen von Herzen danken, die mich bei der Entstehung dieses Buches unterstützt haben. Es handelt nicht nur inhaltlich von Schwangerschaft, Geburt und Hypnose, auch seine Entstehung war durchaus mit einem Geburtsprozess vergleichbar.

Für die wunderbare Ermutigung zu diesem Buch und das selbstverständliche Vertrauen, dass aus dem „Kind" auch „etwas Gutes werden wird" möchte ich allen voran Bernhard Trenkle und Gunthard Weber danken. Diese Ermutigung bedeutete mir sehr viel.

Während der Fortbildungskurse für Hebammen am Saarbrükker Milton-Erickson-Institut und den beiden Fachtagungen in Saarbrücken eröffneten mir teilnehmende Hebammen und GynäkologInnen wichtige Einblicke in ihren geburtshilflichen Berufsalltag. Viele von ihnen setzen inzwischen selbst begeistert und erfolgreich hypnotherapeutische Methoden in der Geburtsvorbereitung und Geburtshilfe ein.

Ein besonders herzlicher Dank geht in diesem Zusammenhang an Edith Jung, Lehrhebamme am Alice-Hospital in Darmstadt, Sabine Gerstner Riewer, Hebamme, und Dr. med. Christine Schulz-Züllich aus Hamburg für den spannenden fachlichen Austausch in herzlicher und freundschaftlicher Atmosphäre.

Natürlich gebührt mein Dank auch den Schwangeren, denen ich Selbsthypnose zur Geburtsvorbereitung vermitteln konnte und die durch ihr engagiertes, selbständiges Üben auch über die Geburt hinaus gelernt haben, von Selbsthypnose zu profitieren.

Margarethe Langen, der Witwe von Prof. Dr. Dietrich Langen möchte ich ganz herzlich für die freundliche und großzügige Überlassung von Büchern zum Thema Geburt und Hypnose aus der

Privatbibliothek ihres Mannes danken, die ansonsten nur noch antiquarisch zu erhalten sind.

Einige Wochen vor Fertigstellung des Buchtextes, kurz vor der „Austreibungsphase" also, lernte ich meine wunderbare Lektorin, Karin Bustert, kennen, die mir mit großem Fachkönnen und Engelsgeduld half, den Text zu überarbeiten und in eine gute sprachliche Form zu bringen. Bei den letzten „Presswehen", die das Kind auf die Welt brachten, übernahm sie die Funktion einer sehr guten Hebamme. Ihr gilt mein ganz besonders herzlicher Dank, ebenso Beate Ch. Ulrich und Ralf Holtzmann vom Carl-Auer-Team für die sehr angenehme und vertrauensvolle Zusammenarbeit.

Last but not least möchte ich meinem Mann und meinen Söhnen für die stetige liebevolle mentale und auch sehr praktische Unterstützung während meiner monatelangen sommerlichen „Schreibklausur" danken. Computerabstürze und obligatorische Stimmungstiefs ließen sich durch die liebevolle und humorvolle „Aufbauarbeit" seitens meines Mannes und meiner Söhne viel gelassener ertragen und meistern. Ohne die Hilfe und Freundlichkeit aller oben erwähnten Menschen und auch vieler, die ich nicht eigens erwähnt habe, hätte ich das Buch nicht geschrieben.

Liz Lorenz-Wallacher
Saarbrücken, im Januar 2003

Vorwort

Seit fast 30 Jahren kümmere ich mich im Krankenhaus, in der Praxis, in der Vorstandsarbeit von Pro familia besonders gerne um Schwangerschaftsbetreuung, Geburtsvorbereitung, Wochenbett und das oft so vernachlässigte erste Jahr mit Säugling – ein wunderbarer Bereich der Gynäkologie, der „Geburtshilfe". Dabei stelle ich seit 20 Jahren zunehmend fest, wie Frauen wieder mehr selbst bestimmen, wann sie was wollen und was sie nicht wollen. Sie boykottieren Kliniken, wenn sie mit deren Form der Geburtshilfe nicht einverstanden sind. Sie stimulieren sie zu Veränderungen, die deren Betreiber nicht für möglich gehalten hätten, verändern die perinatale Phase in einer unvorstellbaren Weise – und das in einem Gesundheitssystem, dessen Ziel alle vier Jahre wieder die Kostendämpfung ist.

Frauen wollen gebären, wie es für sie stimmt. Neugierig und unterstützend beobachte ich die Szenerie und staune über diese Kraft. In einer Universitätsklinik das Beleghebammensystem einzuführen, hätte ich in den 80er Jahren für undurchsetzbar gehalten. Es geht! Was ich davon vor allem mitbekomme, bewundere und zu fördern versuche, ist, dass die Frauen sich mehr Selbstbewusstsein in Bezug auf ihre eigene Stimmigkeit zutrauen, den Mut haben, sich selbst zu fühlen, herauszufinden, was sie können und wollen.

Meiner Beobachtung nach entsteht am Anfang der Schwangerschaft eine hochsensible Phase, in der es möglich wird, sehr genau zu spüren, was der einzelnen Frau gut tut. Was uns die Säuglinge lehren können, wird schon da auffällig: Ein archaisches Wissen um die „richtige Art", mit sich und der Schwangerschaft umzugehen, wird fühlbar.

Gestört wird dieses System durch das „Besserwissen" von vielfältiger Literatur und den wohlmeinenden Ratschlägen der Umgebung. Das Zutrauen in das Gefühl für sich selbst kann regelrecht verloren gehen. Die gesunde Abgrenzung fällt manchmal schwer, leicht geraten Frauen dagegen in eine „Loyalität im Leiden".

In der Zeit dieser Beobachtungen traf ich Liz Lorenz-Wallacher, die mit ihrer herzlichen Art und ihrer Kompetenz, Erickson'sches Wissen zu vermitteln, einen großen Eindruck auf mich machte. Jahre zuvor hatte ich David Cheek kennen lernen dürfen und war fasziniert gewesen von seiner Lebendigkeit und seiner Fähigkeit, mittels ideomotorischer Befragung mit Fingersignalen problematische Situationen in kürzester Zeit zu meistern. Die Erickson'sche Hypnotherapie hat mich seither immer wieder begeistert.

Das hier vorliegende, lang erwartete Buch gibt uns die Möglichkeit, ein neues schwangerschaftsbegleitendes und geburtshilfliches Konzept kennen zu lernen. Das fundierte Wissen und die warmherzige und gleichzeitig erfrischend pragmatische Art der Autorin veranlassen einem als Leserin, regelrecht mitzugehen bei der Vorbereitung auf ein heute nur noch selten stattfindendes Ereignis: die Geburt eines Kindes. (Statistisch gesehen bekommt eine Frau in Deutschland 1,2 Kinder in ihrem Leben.)

Abgesehen vom Aufräumen mit oft noch sehr abenteuerlichen Vorstellungen von Hypnose, geht es der Autorin in erster Linie um eine *Selbst*vorbereitung, um das Erlernen und Herausfinden der eigenen passenden Trance-Induktion. Die Hypnotherapeutin versteht sich als Begleiterin auf dem Weg der Schwangerschaft – mit seinen möglicherweise auftretenden Problemen wie Erbrechen oder Ambivalenzen, Ängsten oder Rückenschmerzen, Wehen oder Juckreiz – zur Geburt, einem oft noch nicht bekannten Erlebnis, das nicht ohne Schmerzen abläuft. Sie unterstützt die Fähigkeiten des Paares, ermutigt sie auf dem Weg in ein Geburtserleben, das trotz Mühen, Sorgen und Strapazen ein schönes bleiben soll und kann. Sie bereitet auf das oft vernachlässigte Wochenbett und die neue Lebenssituation mit Kind und all ihren Überraschungen vor. Nicht fixiert auf "ihre" Methode, offen für Anderes, geht Liz Lorenz-Wallacher dabei wunderbar ganzheitlich wie individuell vor. Eventuelle Einflüsse von Angst einflößenden Vorerfahrungen oder gar Traumata können mit in die Arbeit hineingenommen werden, z. B. mit der eindrücklich beschriebenen Imagination „das innere Lächeln mit dem Kind" und der dialogischen Trance.

14

So kann die Zeit der guten Hoffnung zu einem freudigen Erlebnis werden, und das Beglückende daran geht nicht verloren. Angesichts der Vielzahl von Personen und Methoden, der sich schwangere Frauen in der Zeit der Vorbereitung auf die Geburt gegenübersehen, erscheint mir gerade diese Art, zur Selbsthilfe fähig zu werden, eine der schönsten.

Danke, Liz, für dieses hilfreiche Buch!

Dr. Christine Schulz-Züllich
Fachärztin für Gynäkologie, Hamburg

....

Vorwort

Der Aphoristiker Tschopp prägte den Satz: „Der verständige Zuhörer ist der Geburtshelfer meiner Gedanken." Liz Lorenz-Wallacher hat beim Schreiben dieses Buches das Kunststück geschafft, sich sowohl Fachleute wie Schwangere zuhören zu lassen. Ihr Buch eignet sich einerseits für GynäkologInnen und Hebammen, die ihr Spektrum und ihr Repertoire mit modernen suggestiven Techniken bereichern wollen. Andererseits gibt es schwangeren Frauen eine Vielzahl an Informationen nicht zuletzt über die selbsthypnotischen Möglichkeiten während der Schwangerschaft, der Geburt und der Zeit danach. Ein weiterer Adressatenkreis sind HypnotherapeutInnen, die Schwangere mittels Selbsthypnose und Hypnose einzeln oder in Gruppen bei der Vorbereitung auf die Geburt unterstützen möchten.

Schwangerschaft, Geburt und Hypnose ist das umfassendste Buch zu diesem Thema, das mir international bekannt ist, und es spannt einen weiten Bogen. (Interessant ist z. B. die Geschichte der hypnotischen Geburtsvorbereitung in den letzten 100 Jahren und in den unterschiedlichsten Ländern. Mannigfache ethnomedizinische Facetten werden dabei angesprochen und viele Fakten auf gut lesbare Weise zusammengetragen, etwa dass es in Russland lange Zeit so genannte Hypnotarien gab. Die Schwangeren gingen in diese Hypnotarien, um dort unter Hypnose zu entbinden.)

Liz Lorenz-Wallacher erklärt verständlich die Grundlagen moderner Hypnose und Suggestionsverfahren, vermittelt Selbsthypnosetechniken und stellt Möglichkeiten hypnotischer Schmerzkontrolle dar. Mehrere Fallbeispiele illustrieren ausführlich die aufgezeichneten Ansätze. Das Buch thematisiert darüber hinaus kompetent und liebevoll viele Themen, die mit Schwangerschaft und Geburt zusammenhängen: Schwangerschaftsbeschwerden, Stillen, die Umstellung

16

der Familie auf ein neues Mitglieder, die Rolle des Vaters, der Umgang mit dem medizinischen Personal in der Klinik usw.

Liz Lorenz-Wallacher unterrichtet seit langem ÄrztInnen, Hebammen und PsychotherapeutInnen in diesen Techniken und hat vor einigen Jahren die weltweit erste internationale Tagung zum Thema Geburt und Hypnose organisiert. Ihre große Erfahrung ist hier durchgängig spürbar.

Das Etymologische Wörterbuch der deutschen Sprache führt „gebären" auf die Bedeutung „austragen, zu Ende tragen" zurück. Dieses Buch ist umfassend, aktuell und gut lesbar – eben gut ausgetragen, zu Ende getragen.

Bernhard Trenkle
1. Vorsitzender der
Milton-Erickson-Gesellschaft
für Klinische Hypnose (M.E.G.)

Einleitung

Seit Jahren fristet das Thema Geburt und Hypnose im Bewusstsein der Fachöffentlichkeit ein Schattendasein. Tatsächlich gehörte die Geburt lange Zeit sogar zu den Haupteinsatzfeldern der hypnotischen Analgesie. Ungefähr zwischen 1920 und 1960 wurden überall in Europa noch Entbindungen mit Hypnose durchgeführt, sei es in Deutschland, Österreich, Frankreich, England, Schweden oder, vor allem, in Russland. Im inzwischen erfreulich großen Spektrum deutschsprachiger Fachliteratur über Hypnose und Hypnotherapie nach Milton H. Erickson findet dieses Thema bislang aber noch nicht die gebührende Beachtung.

Dabei zeigt sich, dass der Erickson'sche Ansatz innerhalb der psychosomatischen Geburtshilfe eine besondere und einzigartige Position einnimmt, denn er kann drei wichtigen Anliegen der psychosomatischen Geburtshilfe gleichermaßen gerecht werden:

– der wirksamen Behandlung psychischer und psychosomatischer Probleme während der Schwangerschaft, der Geburt und des Wochenbettes,
– der effektiven psychologischen Geburtserleichterung durch Verfahren der hypnotischen Schmerzkontrolle und
– der Begleitung der werdenden Eltern während dieser zentralen, manchmal schwierigen biografischen Übergangsphase.

Obwohl die außerordentlichen Vorteile der hypnotischen Entbindung durch eine Vielzahl wissenschaftlicher Studien eindeutig nachgewiesen sind, ist diese älteste und wirksamste Form der psychologischen Geburtserleichterung bisher nicht fest in der modernen Geburtshilfe etabliert. Das ist umso erstaunlicher, als mit Hypnose keinerlei schädliche Nebenwirkungen verbunden sind.

In den letzten Jahrzehnten wurden die Auswirkungen psychischer Faktoren auf die körperliche Gesundheit zunehmend Gegenstand der medizinischen und psychologischen Forschung. In der Geburtshilfe werden psychosomatische Aspekte ebenfalls mehr beachtet, was auch mit der Entwicklung und Verbreitung verschiedener heute allgemein bekannter Verfahren der psychologischen Geburtserleichterung zusammenhängt.

Die hohe Wirksamkeit von Hypnose in vielen Bereichen der Psychotherapie und der somatischen Medizin ist heute durch eine Fülle von wissenschaftlichen Studien und Forschungsarbeiten dokumentiert. Dazu gehören auch solche Untersuchungen, die sich mit der Anwendung der Hypnose bzw. Selbsthypnose in der Geburtsvorbereitung und der Geburtshilfe beschäftigen. Sie belegen eindeutig nicht nur die Effektivität der hypnotischen Schmerzkontrolle, sondern auch noch viele andere positive Effekte einer „Hypnosegeburt".

In den letzten Jahrzehnten hat sich das wissenschaftliche Verständnis von Hypnose und Trancezuständen sehr stark weiterentwickelt. Dies verdanken wir vor allem den wegweisenden neuen Konzepten des amerikanischen Arztes und Psychologen Milton H. Erickson zur Hypnose und Psychotherapie im Allgemeinen. Erickson gilt heute weltweit als eine herausragende Persönlichkeit auf dem Gebiet der Psychotherapie, insbesondere im Bereich der Hypnotherapie, und wird gelegentlich als „Freud der modernen Hypnotherapie" bezeichnet. Seine therapeutischen Grundprinzipien, dass eine effektive Psychotherapie für die Patientinnen und Patienten ressourcen-, lösungsorientiert und maßgeschneidert sein solle, flossen in die Entwicklung anderer neuer psychotherapeutischer Verfahren mit ein, zum Beispiel in die systemische Therapie und die modernen Kurzzeittherapien.

Verschiedene wissenschaftliche Disziplinen, wie z. B. die Systemtheorie, die Neuropsychologie und die Verhaltensbiologie, liefern mit ihren Forschungsergebnissen wertvolle Beiträge zu unserem heutigen Verständnis von Hypnose und den Bedingungen für ihre therapeutische Wirksamkeit. Hypnose bzw. Trancezustände sind, wie wir heute wissen, ein ganz normales und natürliches Phänomen, das wir alle auch im Alltag erleben. Durch verschiedene Methoden der Selbsthypnose kann jeder Mensch lernen, dieses natürliche Potenzial gezielt zur Verbesserung seiner Gesundheit und seines

Wohlbefindens wie zur Entwicklung der eigenen Persönlichkeit einzusetzen. Wenn eine Schwangere Selbsthypnose für die Geburt gelernt hat, dann kann sie Hypnose selbst auslösen und steuern. Die werdende Mutter übernimmt eine aktive Rolle, ist während der Geburt jederzeit ansprechbar und kann sehr gut mit dem medizinischen Personal zusammenarbeiten. Sie kann die Geburt ihres Kindes intensiv, bei vollem Bewusstsein erleben.

Die hypnotherapeutische Vorgehensweise konzentriert sich nicht ausschließlich auf das Ereignis der Geburt selbst, sondern berücksichtigt auch den komplexen Veränderungsprozess, den Mutter, Vater und Kind schon während der Schwangerschaft und nach der Geburt durchlaufen. Mit den Konzepten der hypnotherapeutischen Geburtsvorbereitung und den Techniken der Selbsthypnose werden zukünftige Eltern in die Lage versetzt, die vielfältigen psychosozialen Veränderungen, die sie im Zusammenhang mit der Geburt ihres Kindes erleben, konstruktiv zu bewältigen, wodurch ihnen der Eintritt in eine bedeutsame neue Lebensphase erleichtert wird. Das Geburtserleben selbst kann, bei deutlich reduziertem Schmerz oder sogar schmerzfrei, als das erlebt werden, was es ist: ein überwältigendes körperliches, emotionales und soziales Ereignis für Mutter, Vater und das neugeborene Kind. Für alle drei ist die Geburt der Höhepunkt eines Übergangs in eine neue Phase: die Frau wird zur Mutter, das Kind verlässt den Uterus und tritt in das Leben draußen in der Welt ein, und für das Liebespaar beginnt die Phase der Elternschaft. Für das ganze Familiensystem stellt die Ankunft eines Kindes einen Übergang mit weitreichenden Veränderungen dar.

Die Inhalte dieses Buches sind das Ergebnis meiner jahrelangen intensiven Beschäftigung mit dem Themenbereich Schwangerschaft, Geburt und Hypnose. 1979 hatte ich zum ersten Mal von Ericksons Therapieansatz gelesen – es war in dem Buch *Hypnose* von Milton H. Erickson, Ernest und Sheila Rossi (1978) – und war fasziniert. Während meiner Schwangerschaft begann ich mit der Ausbildung in Hypnotherapie bei bekannten Schülern des gerade verstorbenen Milton Erickson, die damals von Bernhard Trenkle und Gunther Schmidt regelmäßig nach Deutschland eingeladen wurden. Natürlich versuchte ich die Grundzüge der Selbsthypnose, die ich während dieser Zeit in Seminaren mit Jeff Zeig, Paul Carter und Steven Gilligan kennen gelernt hatte, schon in meine eigene

Geburtsvorbereitung einzubauen. (Meine Erfahrungen bei der Geburt meines Kindes im Februar 1981 schildere ich hier als Fallbeispiel in Kapitel 13.)

Im Verlauf meiner weiteren hypnotherapeutischen Ausbildung waren es vor allem die Begegnungen mit dem in Fachkreisen renommierten, inzwischen leider verstorben amerikanischen Gynäkologen David Cheek, die mich sowohl fachlich als auch menschlich sehr beeindruckten. Er blickte damals bereits auf über 40 Jahre Erfahrung mit der Anwendung von Hypnose im Bereich der Gynäkologie und Geburtshilfe zurück und entfachte mein Interesse an der Anwendung von hypnotherapeutischen Verfahren in der Geburtsvorbereitung und Geburtshilfe noch weiter.

Während des 2nd International Congress on Ericksonian Approaches to Hypnosis and Psychotherapy 1983 in Phoenix lernte ich bei einem Vortrag Brian Alman und sein Konzept der Selbsthypnose kennen. Seinem gleichnamigen Buch (Alman a. Lambrou 1983, dt. 1995) verdanke ich viele wichtige Anregungen und Informationen, auch darüber, wie ein Selbsthypnosetraining mit Schwangeren gestaltet werden kann.

Auf dem großen internationalen Kongress der International Society of Hypnosis (ISH), der im Jahr 2000 in München von der Milton H. Erickson Gesellschaft für klinische Hypnose (MEG) ausgerichtet wurde, hatte ich die Gelegenheit, Margarethe Langen, die Witwe von Dietrich Langen, kennen zu lernen. Dietrich Langen war Medizinprofessor und einer der wichtigsten Vertreter der Hypnose im Deutschland der Nachkriegszeit. Frau Langen bot an, mir Material zum Thema Hypnose und Geburtshilfe aus der Privatbibliothek ihres Mannes zur Verfügung zu stellen. Ich konnte von ihr das Buch *Psychosomatische Geburtshilfe* erwerben, ein 1968 erschienenes Gemeinschaftswerk von L. Chertok und D. Langen, das einen ausgezeichneten Überblick über die Anwendung der Hypnose in der psychologischen Geburtsvorbereitung und Geburtshilfe seit Beginn des 19. Jahrhunderts enthält.

Seit 1995 halte ich als Ausbilderin und Supervisorin der Milton-Erickson-Gesellschaft Seminare und Vorträge zu diesem Thema auf Kongressen, Tagungen und im Rahmen der Fortbildung "Klinische Hypnose". Um dem Thema in Deutschland weitere Geltung zu verschaffen, organisierte ich 1997 als Leiterin des MEG-Regionalinstituts in Saarbrücken die bundesweit erste Internationale Fachtagung zum

Thema „Gynäkologie, Geburt und Hypnose", an der unter anderem auch Referentinnen aus den USA und Kanada teilnahmen, Ländern, in denen Geburtsvorbereitung mit Hypnose bereits häufiger angewendet wird.

Im selben Jahr bot ich am Saarbrücker Milton-Erickson-Institut unter dem Titel „Hypnotherapeutische Konzepte in der Gesprächsführung und Kommunikation nach Milton H. Erickson" erstmals ein Fortbildungsangebot für interessierte Hebammen an. Inzwischen hat die dritte Gruppe von Hebammen die Grundausbildung abgeschlossen. Von September 2001 bis Februar 2002 initiierte ich mit dem Chefarzt der gynäkologischen Abteilung des Knappschaftskrankenhauses Püttlingen, Herrn Dr. W. Adelhardt, ein Kooperationsprojekt, in dessen Verlauf ich mit einer Gruppe von schwangeren Frauen ein Selbsthypnosetraining zur Geburtsvorbereitung durchführte. Dieses Projekt stieß bei den Medien auf reges Interesse.

Dieses Buch ist so geschrieben, dass verschiedene potenziell interessierte Gruppen von Leserinnen und Lesern davon profitieren können. Dazu gehören Psychotherapeutinnen und Psychotherapeuten und insbesondere Hypnotherapeuten, die in ihren Therapien vermehrt auch die psychosomatischen Aspekte von Schwangerschaft und Geburt mit berücksichtigen oder Schwangeren die Möglichkeit zur hypnotherapeutischen Geburtsvorbereitung anbieten möchten. Auch Gynäkologen und Hebammen können sich einen Überblick über die Anwendungsmöglichkeiten von Hypnose und hypnotherapeutischen Konzepten im Bereich der Geburtsvorbereitung und der Geburtshilfe verschaffen. Für interessierte werdende Mütter und Väter ist dieses Buch eine gute Möglichkeit zu erfahren, welche positiven Effekte sie von Hypnose und Selbsthypnose in der Geburtsvorbereitung erwarten können, falls sie diese in Anspruch nehmen möchten.

Aus eigener Erfahrung und anhand von Beispielen aus meiner Praxis möchte ich in diesem Buch aufzeigen, dass der hypnotherapeutische Ansatz Milton H. Eriksons besonders geeignet ist, auf vielfältige Weise den emotionalen Bedürfnissen von werdenden Müttern und Vätern Rechnung zu tragen.

Schwangerschaft und Geburt sind keine isolierten Vorgänge und rein private Erfahrungen, sondern sie werden geprägt von einer Vielzahl gesellschaftlicher und historischer Faktoren. Gerade heute leben wir in einem Spannungsfeld rasanter gesellschaftlicher Veränderungen, deren Auswirkungen auf Schwangerschaft und Geburt im ersten Kapitel besprochen werden.

Gesellschaftliche Umbrüche prägten auch die Zeit, in der die moderne Entwicklung der Hypnose in der Heilkunde begann. In dieser Zeit wurde die hypnotische Analgesie entdeckt und medizinisch eingesetzt. Auch in der Geburtshilfe wurde sie erfolgreich angewandt und fand in den folgenden 100 Jahren europaweit große Verbreitung. Diese Entwicklung wird im zweiten Kapitel nachgezeichnet.

In der traditionellen europäischen Geburtshilfe setzten jedoch nicht nur die Ärzte hypnotische Suggestionen ein, auch Hebammen oder „weise Frauen" verwendeten bereits seit Jahrhunderten zur Erleichterung der Geburt suggestive Sprachmuster. Ebenso enthalten viele Rituale um Geburt und Wochenbett suggestive Elemente und können Trancezustände auslösen. Mit diesem Thema befasst sich das Kapitel 4, „Traditionelle Geburtshilfe".

Nach wie vor ist eines der zentralen Anliegen in der Geburtshilfe die Reduktion der Geburtsschmerzen. Mit dem zunehmenden Wissen um psychosomatische Zusammenhänge wurden psychologische Verfahren entwickelt, die den Geburtsschmerz reduzieren sollten. Die hypnotische Analgesie ist das älteste Verfahren der psychologischen Schmerzkontrolle.

Durch die moderne Hypnose, vor allem durch den hypnotherapeutischen Ansatz Milton Eriksons, eröffneten sich neue Möglichkeiten, nicht nur eine hypnotische Analgesie für die Geburt zu erzeugen, sondern darüber hinaus den umfassenden psychosozialen Veränderungsprozess werdender Eltern zu begleiten. Eriksons therapeutische Prinzipien und Methoden fließen in das Konzept des Selbsthypnosetrainings für Schwangere zur Geburtsvorbereitung ein.

Wie Selbsthypnose während der Schwangerschaft, zur Geburtsvorbereitung und in der postpartalen Phase eingesetzt werden kann, wird in den Kapiteln 8 bis 12 erläutert. In den Schlusskapiteln stelle ich dann themenspezifische Metaphern, Imaginationen und Trancegeschichten vor. Sie sind so ausgearbeitet, dass sie von hypnotherapeutisch ausgebildeten Personen eingesetzt und gegebenenfalls für ihre eigenen Klienten und Klientinnen modifiziert werden können.

Die Fallbeispiele wurden anonymisiert, das heißt, es wurden aus Datenschutzgründen alle Namen geändert. Weibliche und männliche Personenbezeichnungen wechseln unsystematisch, damit sich beide Personengruppen angesprochen fühlen können.

Ich möchte mit diesem Buch deutlich machen, in welchem Ausmaß werdende Mütter und Väter von hypnotherapeutischen Methoden in der Geburtsvorbereitung profitieren können. Es würde mich freuen, wenn werdende Eltern und vor allem schwangere Frauen, die sich für diese Methode entscheiden, dabei herausfinden, dass es sich lohnt, ihr großes Potenzial an unbewussten Fähigkeiten zu entdecken und diesen Schatz zu heben.

Sie haben es verdient!

1. Schwangerschaft und Geburt im Spannungsfeld gesellschaftlicher Veränderungen

GESUNDHEITLICHE UND SOZIALE FOLGEN DES WANDELS

Seit ca. zwei Jahrzehnten unterliegen viele wichtige Bereiche des gesellschaftlichen Lebens einem rasanten Veränderungsprozess, ein Ende dieser Entwicklung ist noch nicht abzusehen. Insgesamt kann man einen Trend zu Destabilisierung und Verunsicherung in allen Lebensbereichen feststellen. Werte und Lebenswelten haben sich zum Teil drastisch gewandelt, vor allem in den Bereichen Ehe, Familie und Arbeit. Diese Art der Verunsicherung verursacht bei vielen Menschen eine Form von Dauerstress, der nicht nur zu körperlichen, sondern auch zu psychischen Problemen führt. In steigender Zahl werden Arbeitnehmer in Deutschland wegen psychischen und psychosomatischen Erkrankungen krankgeschrieben (Krumpholz-Reichel 2002).

In einem Leitartikel aus der Psychologie Heute (12/1996) mit dem Titel „Grüße aus der Steinzeit" wurde aus Sicht der Verhaltensbiologie dargestellt, wie sehr wir uns über die Grenzen unserer Anpassungsfähigkeit täuschen. Letztlich bezahlen wir einen zu hohen gesundheitlichen Preis, wenn wir uns aus dem von der Evolution gesteckten Rahmen zu schnell herausbewegen müssen.

So kann die Frage gestellt werden, wie viele Veränderungen in welcher Geschwindigkeit das menschliche Körper-Seele-System und auch das gesellschaftliche System vertragen können. Vor allem für Kinder, die für ihre Entwicklung eine gute Balance zwischen Stabilität im Umfeld und in den Beziehungen einerseits und genügend Anregung für eine gesunde Entwicklung andererseits benötigen, kann die Geschwindigkeit des sozialen Wandels zum Problem werden. Vor diesem Hintergrund sind die seit Jahren rückläufigen Geburten in Deutschland zu betrachten, ebenso wie die zunehmend gesunkene Bereitschaft von Frauen und Paaren, Kinder zu bekommen.

Inzwischen sind auch bei uns Familien aus ökonomischen Gründen oft gezwungen, mehrfach umzuziehen oder während der Woche getrennt zu leben. Dadurch fallen bislang gut funktionierende familiäre oder soziale Unterstützungssysteme weg, die zur Verfügung standen, solange die Familie in der Nähe ihrer Herkunftsfamilie, also der Großeltern, und/oder ihres geschlossenen Freundeskreises leben konnte.

Politiker aller Parteien werden nicht müde, über den dramatischen Geburtenrückgang in unserer Gesellschaft zu klagen und vor den Folgen zu warnen. Auch die öffentliche Diskussion in den Medien über potenzielle politische Verwerfungen, z. B. über die Notwendigkeit von Zuwanderung einerseits, und die Angst vor Überfremdung der Gesellschaft andererseits, zeigt die politische Brisanz dieser von manchen schon als „Geburtsnotstand" bezeichneten Situation. Nach wie vor sind genügend gut ausgebildete Kinder und junge Menschen der wichtigste Garant dafür, dass eine Gesellschaft überhaupt eine Zukunft hat. Konsens besteht seitens aller Parteien darin, dass die Situation der Familien deutlich verbessert werden muss, damit die Geburtenrate wieder auf ein notwendiges Maß steigt.

Abgesehen von den üblichen politischen Instrumentarien, wie Erhöhung von Kindergeld und Schaffung angemessener Betreuungsmöglichkeiten für Kinder, sollte allerdings auch daran gedacht werden, Schwangere und Paare in dieser wichtigen Zeit der Veränderung in angemessener Weise professionell zu unterstützen, sei es durch Ärzte, Hebammen, Geburtsvorbereiterinnen oder auch Psychotherapeuten. Die vielfältigen biografischen, psychosozialen, systemischen und gesellschaftlichen Faktoren, die alle in mehr oder minder starker Ausprägung auf eine Schwangere und die junge Familie einwirken, sollten am besten in interdisziplinärer Zusammenarbeit berücksichtigt werden. Dies wäre erforderlich, um den Bedürfnissen von werdenden Müttern und Vätern gerecht zu werden.

Der amerikanische Soziologe Richard Sennett beschäftigt sich in seinem Buch *Der flexible Mensch* (2000) mit den gesellschaftlichen, psychologischen und letztlich auch weltwirtschaftlichen Folgekosten der Deregulierung der Arbeitswelt und der Forderung nach hoher Flexibilität und Mobilität der Arbeitnehmer. Aufgrund von kurzzeitigen Arbeitsverhältnissen, mangelnder Sicherheit und geringer Planbarkeit kommt es bei vielen betroffenen Menschen zu Entwurzelung und Sinnverlust, was in der Folge zu ernsthaften psychischen Problemen oder psychosomatischen Erkrankungen führen kann. Zudem schwindet auch eine weitere wichtige Quelle psychischer Gesundheit, denn ein stabiles, stützendes soziales Netz kann sich aufgrund dieser Lebensweise weder ausbilden noch erhalten. So kommt es zu einem schleichenden Verlust der Fähigkeit, tiefere Bindungen einzugehen. In diesem Zusammenhang beschreibt er ein „Drift-Syndrom" bei Familien und deren Kindern, die gezwungen sind, oft umzuziehen, weil es der Job erfordert. In den USA ist diese Daseinform bereits seit längerem üblich.

Im Gegensatz zu früheren Zeiten existiert heute eine Vielzahl von Modellen, wie Ehe, Schwangerschaft, Geburt und Familie gestaltet und gelebt werden können. Die werdenden Eltern müssen lernen, sich selbst zu orientieren und sich um Unterstützung zu kümmern, wenn sie diese beanspruchen möchten. Diese Auswahl an Möglichkeiten macht das Leben komplexer und schwieriger und beeinflusst die Entscheidung für ein Kind stark. Auch werden die meisten Paare nicht auf die vielfältigen Veränderungen durch die Geburt eines Kindes und die damit potenziell auftauchenden Probleme in der Paarbeziehung und im familiären Beziehungsgefüge aufmerksam gemacht. Die Gesellschaft bietet kaum Unterstützungsmöglichkeiten dafür an, wie der Übergang zum Elternsein gestaltet werden kann.

Das Verhältnis der Generationen zueinander hat sich ebenfalls stark verändert. Die ältere Generation kann die junge Generation oft nicht mehr beraten, weil die Lebensumstände in den letzten dreißig Jahren einem sehr starken Wandel unterworfen waren. Kinder können in einem weitgehend intakten sozialen Netz von erweiterter Familie und Freunden elterliche Defizite eher kompensieren. Wenn nun dieses Netz nicht mehr vorhanden ist, sind sie ausschließlich auf ihre Eltern angewiesen, die ihrerseits unter Anspannung stehen, weil sie ihren Berufsalltag und die Anforderungen ihrer Familie bewältigen müssen. Größere Zeitabschnitte des Lebens sind durch die geforderte Mobilität und Flexibilität nicht mehr ohne weiteres planbar. Diese Verhältnisse führen bei jungen Menschen zu einem Gefühl grundlegender Verunsicherung. Weil Kinder ein stabiles Umfeld und fürsorgliche, verlässliche Beziehungen für eine gesunde Entwicklung brauchen, erschweren solche Bedingungen ein Leben mit Kindern (vgl. Sennett 2000). Die Frauen haben in den letzten vierzig Jahren ein anderes Selbstverständnis entwickelt und sehen ihre Rolle in der Gesellschaft deutlich anders als zuvor. Die meisten Frauen legen heute Wert auf eine gute Ausbildung und eigene Berufstätigkeit. Sie wollen auch mit Kindern finanziell unabhängig sein. Dies erscheint angesichts hoher Scheidungszahlen auch erforderlich. Zudem können viele Familien mit Kindern oft nicht von einem Einkommen existieren. Zahlreiche Frauen fühlen sich, wenn sie Kinder bekommen, heute in vieler Hinsicht bestraft oder zumindest massiv benachteiligt. Finanzielle Abhängigkeit, drohende Verarmung – Kinder gelten heute tatsächlich als Armutsrisiko – wirken besonders auf gut ausgebildete, hoch qualifizierte Frauen abschreckend. Hinzu kommt die Angst vor psychischer und sozialer Isolation, beruflichem Abstieg oder gar Arbeitsplatzverlust wegen mangelnder späterer Betreuungsmöglichkeiten für kleine Kinder. Zudem bewegen sich berufstätige Mütter mit kleinen Kindern oft an der Grenze zur psychischen und physischen Erschöpfung. Die Frauen wünschen sich dringend Lösungsmöglichkeiten, um Beruf und Kinder verbinden zu können, ohne gravierende persönliche Nachteile in Kauf nehmen zu müssen.

Was für die Frauen gilt, trifft oft auch auf junge Familien zu. Junge Eltern können heute nicht mehr ohne weiteres auf die Hilfe und Unterstützung durch Großeltern, Nachbarn oder Freunde bauen, wenn es darum geht, die Kinder zu betreuen. Oft lebt ein Paar aus beruflichen Gründen nicht in der Nähe der Herkunftsfamilie. Freundinnen, mit denen eine junge Mutter vor der Schwangerschaft vielleicht viel unternommen hat, stehen nicht mehr zur Verfügung, da sie entweder selbst berufstätig sind oder andere Interessen haben, als sich mit Kindern zu beschäftigen. Am ehesten kommen, außer einer bezahlten Kinderfrau, noch andere Mütter mit kleinen Kindern in Frage, um sich in der Betreuung der Kinder abwechseln können.

Die Frauenbewegung gab der Anthropologie den Anstoß, verschiedene Geburtskulturen zu erforschen. Brigitte Jordan (1995) beschreibt in einem Artikel zur Geburt aus ethnomedizinischer Sicht, dass erst durch die Arbeit einiger Anthropologinnen der Zugang zu Informationen über verschiedene Geburtskulturen gelang. Abgesehen von den modernen westlichen Kulturen war fast überall auf der Welt alles rund um die Geburt Frauensache; Männer waren davon in der Regel kategorisch ausgeschlossen.

Eigentlich wäre zu erwarten, dass sich im Laufe der Evolution weltweit eine optimale Geburtsform herausgebildet und durchgesetzt hätte, die den physiologischen und psychologischen Erfordernissen des Geburtsvorgangs gerecht werden würde. Dem ist aber nicht so. Die Regeln für eine gute Geburt sind in hohem Maße von der sie umgebenden Gesellschaft, deren Kultur und dem vorherrschenden Weltbild geprägt (vgl. Jordan 1995). Vielmehr sind die Geburtsrituale kulturell und weltanschaulich-religiös „gefärbt".

Dies gilt nicht nur im Vergleich von traditionellen und modernen Geburtskulturen, sondern sogar auch innerhalb der modernen medizinisch geprägten westlichen Gesellschaften. So differiert beispielsweise in verschiedenen westlichen Ländern der Prozentsatz an Hausgeburten und die Kaiserschnittrate beträchtlich.

Jordan berichtet unter anderem, dass holländische Hebammen es kaum fassen konnten, als sie ihnen erzählte, dass in den USA bei der Geburt fast immer ein Dammschnitt gemacht wird, weil man es dort für wissenschaftlich erwiesen hält, dass dieser einen tiefen Dammriss verhindere. In Holland dagegen wird eher versucht, ohne Dammschnitt bei der Geburt auszukommen.

Interessant ist aus ethnomedizinischer Sicht auch, dass in den unterschiedlichsten Geburtskulturen Berichte von Frauen auftauchen, die schmerzfrei entbunden haben, obwohl Schmerz als generelles Kennzeichen der Geburt angesehen wurde und wird. Die Vorstellung, dass in „primitiven" Gesellschaften Geburten einfacher seien als in zivilisierten, ist jedoch falsch.

Die Betreuung von Schwangeren in Deutschland sowie in anderen westlichen Staaten ist heutzutage fast ausschließlich auf die medizinische Überwachung von Mutter und Kind ausgerichtet, um eine gesundheitliche Gefährdung auszuschließen oder dieser rechtzeitig zu begegnen. Dadurch kann leicht der Eindruck entstehen, als ob die Schwangerschaft eine Art Krankheit sei und kein normaler physiologischer Prozess. Eine Orientierung an der rein medizinischen Überwachung der Schwangerschaft wird aber den psychischen Bedürfnissen der werdenden Eltern nicht gerecht. Welche Auswirkung die jeweiligen Lebensumstände gegebenenfalls auf die Schwangeren haben, gerät bei einer ausschließlich medizinisch orientierten Betrachtungsweise ebenfalls leicht aus dem Blick, obwohl sie hochrelevant für den Verlauf der Schwangerschaft sind.

In den letzten beiden Jahrzehnten konnte man beobachten, wie Kliniken begonnen haben, Natürlichkeit und Normalität in die Entbindungszimmer zu bringen, auch weil die steigende Nachfrage seitens der Schwangeren einen starken ökonomischen Druck schuf. So ist die Anwesenheit des Vaters während des Geburtsverlaufes inzwischen weitgehend erwünscht, die Entbindungszimmer sind wohnlicher gestaltet, die Entbindungsbetten sind breiter und bequemer, und der Partner hat in der Regel auch eine Übernachtungsmöglichkeit im Entbindungsraum. Wenn keine ernsthaften medizinischen Risiken bestehen, braucht die Schwangere keine ständige CTG-Überwachung, kann sich daher auch während der Wehentätigkeit frei bewegen.

2. Historisches über Hypnose und hypnotische Geburtsvorbereitung

GESCHICHTE DER HYPNOSE UND DER HYPNOTISCHEN GEBURTSVORBEREITUNG: EINE PARALLELBETRACHTUNG

In den Kulturen der Frühzeit war Trance meist in kultischen Handlungen und religiös geprägten Ritualen eingebettet. Die Menschen erlebten sich als Teil eines geistig spirituellen Weltgefüges, in dem alles beseelt war und in dem noch höhere und mächtigere geistige Wesen außer den Menschen existierten. Der Trancezustand war so etwas wie ein Tor, durch welches es ausgebildeten oder berufenen Frauen und Männern (Schamaninnen, Medizinfrauen und -männern) möglich war, mit diesen Wesen einer anderen Ebene, seien es Geister, Ahnen, Götter, Dämonen oder Elementarwesen, in Kontakt zu treten, um von ihnen Schutz, Jagdglück, aber auch Heilung oder Segen für eine neue Lebensphase zu erhalten.

Viele der heute noch existierenden schamanistischen Kulturen im hohen Norden, in Sibirien, Zentralasien, Afrika und Südamerika sind von dieser Weltsicht geprägt.

Bereits in der Steinzeit wurden kunstvolle Höhlenzeichnungen, z. B. in Lascaux und Trois Frères, angefertigt, die Rückschlüsse auf kultische Handlungen zulassen. Heute wird vermutet, dass in diesen Höhlen wichtige Einweihungs- und Übergangsrituale stattfanden. Interessanterweise erinnern einige dieser Einweihungsplätze, die durch enge Spalten und Schluchten in der Erde aufgesucht wurden, symbolisch an das Durchqueren der Enge des Geburtskanals der „Mutter Erde". So als ob die Menschen im Ritual eine Art „zweite Geburt" durchlaufen müssten (Lot-Falk 1998, I).

Auch in den frühen Hochkulturen, lange vor Christi Geburt, tauchen Hinweise oder Anleitungen zur Herbeiführung und Anwendung von Trance auf. Bei den Assyrern und Babyloniern z. B. gab es Anleitungen zur Austreibung von krankmachenden Dämonen. Die Ägypter, Griechen und Römer hinterließen Hinweise auf Trance und die Verwendung von suggestiver Sprache. Aus dem antiken Griechenland ist uns sowohl das berühmte Orakel zu Delphi als auch der Tempel des Asklepios bekannt. Auch dort spielte Trance eine wichtige Rolle. Nach einer langen rituellen Prozedur konnten die Hilfesuchenden im Schlaf in ihren Träumen Hinweise auf Heilung erwarten, die von den Priestern des Gottes in der richtigen Weise gedeutet werden mussten. Aus der Zeit um 1500 vor Christus stammt ein ägyptischer Papyrus, auf dem die Einleitung einer Trance beschrieben wird, wobei das Licht einer Öllampe fixiert werden soll (vgl. Gerl 1998).

Gegenüber den Jahrtausenden, in denen Trance als Möglichkeit angesehen wurde, sich mit einer höheren Kraft außerhalb des alltäglichen Rahmens zu Heilzwecken zu verbinden, erscheinen die ca. 240 Jahre der neuzeitlichen Erforschung und die Entwicklung neuer Erklärungsmodelle für dieses Phänomen extrem kurz. Mit dem Zeitalter der Aufklärung und der Entstehung der modernen Wissenschaften tauchte plötzlich auch eine veränderte, der neuen Zeit mehr entsprechende Erklärung von Trance auf.

Franz Anton Mesmer und der „animalische Magnetismus"

Der erste Vertreter dieser Sichtweise war Franz Anton Mesmer (1734–1815), ein Doktor der Philosophie und Medizin. Er vertrat die Auffassung, dass Trancephänomene und Erfolge bei der Heilung nicht durch den Kontakt mit einer höheren Macht (Jesus), sondern durch ein ganz natürliches, physikalisches Phänomen zustande kommen, das er als–„animalischen Magnetismus" bezeichnete. In seiner Theorie gab es ein „universelles Fluidum", an dem jedes Lebewesen teilhat. Im Falle einer Krankheit hat der betreffende Mensch nicht genug von diesem Fluidum aufgenommen oder es nicht richtig im Köper verteilt. Ein gesunder Mensch hat dagegen genügend von diesem „animalischen Magnetismus", wie Mesmer dieses Phänomen schließlich nannte, und kann sich damit jederzeit auch wieder aufladen. Mesmer glaubte, dass nach dem Prinzip der kommunizierenden Röhren jemand, der mit viel Magnetismus ausgestattet ist, diesen auf einen Kranken mit wenig Magnetismus übertragen kann.

Mesmer demonstrierte, wie Patienten zitterten und sich unkontrolliert bewegten, wenn er in Kombination mit intensivem Blickkontakt in bestimmten Bahnen („Passes") über deren Körper strich. Diese von ihm als „Krise" bezeichnete Reaktion und der darauf folgende so genannte „magnetische Schlaf", ein Trancezustand, dienten ihm als Beweis dafür, dass die magnetische Kur wirksam war. Mesmer war damals äußerst erfolgreich mit seiner Methode und konnte viele Heilerfolge vorweisen.

Zahlreiche Ärzte begannen ebenfalls zu „mesmerisieren", wie die Prozedur zu Ehren ihres Entdeckers genannt wurde. Einige englische Ärzte, wie z. B. James Esdaile (1808–1859) und John Elliotsen (1791–1868), wendeten in den damaligen englischen Kolonien das–„Mesmerisieren" an. Sie entdeckten dabei, dass die Patienten in diesem Zustand schmerzfrei operiert werden konnten. Darüber hinaus gelang es ihnen damit, den gefürchteten physiologischen Schock bei ihren Patienten zu vermeiden (vgl. Gerl 1998). Dies war ein unglaublicher Fortschritt, weil es damals noch keine wirksamen Betäubungs- oder Schmerzmittel gab, was lag also näher, als das „Mesmerisieren" auch zur Schmerzbefreiung in der Geburtshilfe einzusetzen.

Später fiel Mesmer mit seiner Theorie des „animalischen Magnetismus" in der akademischen Welt in Ungnade, nachdem es 1784 zwei zur wissenschaftlichen Untersuchung eingesetzten Kommissionen nicht gelungen war, den „animalischen Magnetismus" messbar nachzuweisen. Sie kamen zu dem Ergebnis, dass die Erfolge Mesmers auf der Einbildung seiner Patienten beruhten, auf deren Imagination und/oder deren Imitation von anderen Patienten.

Interessanterweise gehört das Wissen darüber, dass Imaginationen in der Trance zu intensiven physiologischen und psychologischen Veränderungen führen können, heute zum hypnotherapeutischen Standardwissen. Man arbeitet in der Therapiesituation sogar darauf hin, dass Patienten plastische innere Bilder entwickeln, um die gewünschten Ziele besser zu erreichen.

Obwohl Mesmers Theorie wissenschaftlich diskreditiert war, stellte niemand seine Erfolge in Frage. Trotzdem wurde es eine Zeitlang ruhig um das „Mesmerisieren". In Frankreich erwähnte 1833 erstmals Pierre Foissac in seinen *Notes explicatives* die Anwendung von Hypnose in der Geburtshilfe. Damals wurde immer noch nicht von Hypnose, sondern von „magnetisme animale" gesprochen. Foissac zitierte in seinem Buch die magnetischen Erfahrungen von Husson aus dem Jahre 1831, darunter auch die folgende:

„Eine kleine Zahl von Beobachtungen erlaubt es zu hoffen, daß man durch dieses Verfahren die oft unerträglichen Schmerzen bei der Entbindung herabsetzen könne" (Chertok u. Langen 1968, S. 15).

In der Folgezeit beschrieben etliche Magnetiseure wie Ch. Lafontaine, Baron M. Du Potet und später der berühmte Liébeault aus Nancy ihre Erfahrungen mit dem Einsatz der hypnotischen Analgesie zur Verringerung des Geburtsschmerzes. Du Potet schilderte 1854 im *Journal du Magnetisme* auch den Fall einer Patientin, bei der Cutter durch magnetischen Schlaf einen Wiedereinsatz der Wehen nach Wehenstillstand erreichte.

ENTSTEHUNG DES BEGRIFFES „HYPNOSE"

Nachdem die Theorie des „animalischen Magnetismus" wissenschaftlich nicht bewiesen werden konnte, entwickelte sich allmählich ein neues Modell der Trancezustände. Neue Ansichten, wie diese im menschlichen Bewusstsein entstehen, setzten sich allmählich durch. Der englische Augenarzt James Braid kommt 1843 aufgrund seiner Beobachtung an Patienten zu dem Schluss, dass der Trancezustand weder aufgrund äußerer physikalischer oder übernatürlicher Einwirkung zustande komme, sondern sich durch Prozesse im Inneren des Patienten selbst entwickele, sobald dieser dazu gebracht werden könne, seine Aufmerksamkeit auf eine Sache oder Idee zu konzentrieren. Braid zeigt, dass dies beispielsweise gelingt, wenn sich die Augen eines Patienten längere Zeit auf einen Punkt fixieren (Augenfixation). Er glaubte, dass das Bewusstsein des Patienten und dessen Wille während des Trancezustands weiterhin intakt seien, so dass niemand in Trance zu einer kriminellen Handlung gebracht werden könne (vgl. Gerl 1998). Er prägte erstmals das Wort „Hypnose" (griech.: Schlaf) dafür, aufgrund der äußeren Ähnlichkeit mit dem Schlaf. Seit dieser Zeit hat sich der Begriff Hypnose allgemein als Bezeichnung für den künstlich herbeigeführten Trancezustand durchgesetzt.

DIE SCHULE VON NANCY UND DIE GEBURTSVORBEREITUNG DURCH SUGGESTION

Eine neue Blütezeit erlebte die Hypnose in Europa durch die Aktivitäten der beiden französischen Ärzte Auguste Liébeault (1823–1904) und Hippolyte Bernheim (1840–1919) in Nancy. Ihrer Initiative und Forschung verdankt die „Schule von Nancy" ihre spätere europaweite Berühmtheit. Ähnlich wie Braid gingen sie davon aus, dass Hypnose ein normaler menschlicher Bewusstseinszustand sei, der von keinerlei äußeren Faktoren abhänge, sondern ausschließlich ein Produkt innerer psychischer Prozesse sei. Dabei wuchs der Suggestion eine wichtige Bedeutung zu. Ebenso wurde angenommen, dass eine suggerierte Idee physiologische Folgen und/oder Verhaltensreaktionen hervorrufen könne. Bernheim und Liébeault benutzten erstmals den Begriff der Suggestibilität für die individuell unterschiedlich ausgeprägte Bereitschaft, auf Suggestionen zu reagieren. Liébeault berichtete über mehrere Fälle, in denen er Frauen hypnotisch auf die Geburt vorbereitet hatte. Einmal gelang es ihm durch suggestive Beeinflussung, eine deutliche Geburtsverkürzung bei einer Patientin zu erreichen, deren frühere Geburten durch Wehenschwäche und Blutungen riskant gewesen waren.

Liébeault und Bernheim waren in Tausenden von Fällen erfolgreich. Ärzte aus ganz Europa kamen, um von ihnen die Technik der Hypnose zu erlernen. Unter ihnen war auch Sigmund Freud (1856–1939), der spätere Begründer der Psychoanalyse.

HYPNOTISCHE ANALGESIE

Auffällig war, dass man eine suggestiv herbeigeführte Analgesie auf verschiedene Weise erreichen konnte.

„Ein schmerzlindernder Zustand konnte erreicht werden, bei dem einmal die Wehen bewusst, aber ohne die geringste Schmerzempfindung erlebt werden (Analgesie); der Schmerz konnte aber auch zurückgehalten werden und trotz desselben die Haltung ruhig bleiben. Oder aber, jegliches Schmerzempfinden wurde komplett vergessen (Amnesie)" (Chertok u. Langen 1968, S. 18).

In vielen Diskussionen versuchte man, den hauptsächlichen Entstehungsfaktor bei der hypnotischen Analgesie zu erkennen. Dabei ging es hauptsächlich um die Frage, ob diese lediglich das Ergebnis einer Amnesie sei, oder ob die Analgesie auch ohne Amnesie allein durch Suggestion wirksam werden könne. Liébeault bezeichnete den Vorgang der Analgesie als Ablenkung der Aufmerksamkeit vom Schmerz.

> *„Die Einleitung der Hypnose geschah meist über Augenfixation und Verbalsuggestion. Die Analgesie tritt dabei spontan oder als Folge gezielter Suggestionen auf. Auch indirekte Suggestionen wurden angewandt, wie zum Beispiel Massage oder Riechen einer duftenden Substanz"* (Chertok u. Langen 1968, S. 18).

Der amerikanische Zahnarzt W. G. A. Bonwill erzielte 1875 Analgesie auch durch Hyperventilation. Hewson wandte diese Methode vereinzelt auch in der Geburtshilfe an.

SELBSTHYPNOSE ZUR ANALGESIE-ERZEUGUNG

Die Entdeckung, dass Analgesie auch durch Autohypnose im Wachzustand erzeugt werden kann, war ein wichtiger Schritt zur klinischen Anwendung auch bei der Geburtsvorbereitung. Victor Dumontpallier setzte 1892 als Erster Autohypnose ein und konnte im Wachzustand eine Analgesie bei der Gebärenden erzeugen. Dadurch erlebte die werdende Mutter die Geburt bewusst mit. In der Folgezeit ging man immer mehr dazu über, Suggestionen unauffällig im Wachzustand zu geben. P. Joire beschreibt eine solche Vorgehensweise wie folgt:

> *„Das Vorgehen ist sehr einfach. Man braucht nur eine Hand auf die Augen der zu Entbindenden zu legen, die dann die Augen schließt, die andere Hand legt man auf den Leib und spricht leise, langsam und eindringlich, ohne den Anschein zu erwecken, als wolle man der Patientin einen Gedanken oder den Willen aufdrängen. Die Worte schleichen sich unvermerkt ein, werden angenommen und realisiert, ohne dass die Gebärende wahrnimmt, dass es sich um Suggestionen handelt"* (Chertok u. Langen 1968, S. 19).

Die Begründung der Psychoanalyse und die Abwendung von der Hypnose

Sigmund Freud, der Begründer der Psychoanalyse, erkannte sehr wohl die Hypnose als Weg zum Unbewussten und setzte sie in den ersten Jahren seiner Tätigkeit als Psychiater auch häufig ein. Allerdings war er mit der damaligen Methode, Symptome wegzusuggerieren, nicht so erfolgreich. Bald konzentrierte er sich auf die Traumdeutung und das freie Assoziieren als Weg zum Unbewussten und lehnte die Hypnose aus mehreren Gründen ab, insbesondere weil das in der Hypnose erinnerte Material nicht immer mit der objektiven Realität übereinstimmte. Leider wurde diese Haltung auch von seinen Schülern weitgehend übernommen. Die Technik der Hypnose geriet in der psychotherapeutischen Fachöffentlichkeit fast in Vergessenheit. Sie behielt allerdings eine gewisse Bedeutung im medizinischen Bereich, wo sie als Möglichkeit zur Erzeugung der Anästhesie weiterhin gelegentlich eingesetzt wurde. Aus dem gleichen Grund fand die Hypnose europaweit auch weiterhin Anwendung in der Geburtsvorbereitung.

Hypnoseentbindungen in Europa im 20. Jahrhundert

Während und nach dem Ersten Weltkrieg wendeten viele Ärzte in Notfällen hypnotische Techniken an, um Verletzte und Kriegstraumatisierte zu behandeln. Sie griffen auf diese Techniken zurück, weil ihnen aus logistischen Gründen die gängigen Anästhesiemittel nicht zur Verfügung standen. Um 1920 herum hatte der chemisch eingeleitete Dämmerschlaf mit Morphium-Scopolamin eine gewisse Verbreitung bei der Geburtshilfe gefunden. Viele Ärzte wiesen allerdings auf die damit verbundenen Gefahren für Mutter und Kind hin. Aus diesem Grunde kam die hypnotisch induzierte Analgesie erneut zum Einsatz. In den Fachdiskussionen ging es damals immer wieder um die praktischen und theoretischen Gesichtspunkte der psychologischen Analgesie.

Hypnoseentbindung in Österreich und Deutschland

In Deutschland berichtete 1919 von Oettingen über 16 Fälle, in denen er durch hypnotische Amnesie eine Analgesie erzielte. Die Analgesie wurde dabei durch Medikamente unterstützt. Die Ärzte F. Schultze-Rhonhof und H. Kogerer setzten sich 1922 in Österreich sehr für die Anwendung der hypnotischen Analgesie in der Geburtshilfe ein.

Schultze-Rhonhof baute von Oettingens Verfahren aus und ließ die Medikamente weg, um eine Amnesie der Gebärenden zu verhindern. Er bereitete schwangere Frauen erstmals in Gruppen auf die Geburt vor. Dabei setzte er Gruppenhypnose ein, der er wesentliche Vorteile gegenüber der Einzelhypnose zusprach. Besondere Vorteile in der Gruppenarbeit fand er in der erhöhten Suggestibilität der Schwangeren und im erheblichen Zeitgewinn. Für die Ersthypnose ließ er eine Schwangere erst einmal eine andere schwangere Frau beobachten, dann führte er ein leichtes Hypnoid herbei. In den Folgesitzungen konnte die Hypnose dann vertieft und Hypnosephänomene wie Analgesie und Amnesie erzeugt werden. Auch wurden posthypnotische Suggestionen gegeben, die zum Beispiel auf den Beginn der Wehen ausgerichtet waren. Er suggerierte, dass die Schwangere bei Wehen im Abstand von 10 bis 15 Minuten in den Kreissaal kommen solle.

Der Wiener Psychiater H. Kogerer wandte die Hypnose lediglich zur Vorbereitung auf die Geburt an. Er hielt Schwangere zudem für leichter hypnotisierbar als andere Frauen und bemühte sich, die Hypnose von allen magischen und wunderbaren Aspekten zu befreien, sie als ganz normales Geschehen darzustellen, bei dem man mit der Umwelt in Verbindung bleiben kann (vgl. Chertok u. Langen 1968). Als Induktionsmethode benutzte Kogerer die Augenfixation und die Verbalsuggestion, dazu machte er die Frauen mit den körperlichen Begleiterscheinungen der Hypnose bekannt. Er suggerierte erst die Analgesie eines Handrückens und dann die der Abdominalregion. Zudem brachte er den Schwangeren bei, wie sie sich selbst dehypnotisieren konnten. Analgesie erreichte er durch posthypnotische Suggestion, wodurch die Frauen im Wachen entbinden und an dem Erlebnis der Geburt teilnehmen konnten.

Während des Zweiten Weltkrieges trat die Bedeutung der Hypnoseentbindung in Deutschland und Österreich in den Hintergrund. Erst in den fünfziger Jahren wuchs das Interesse an dieser Methode wieder. Dietrich Langen war einer der wichtigsten wissenschaftlichen Vertreter der Hypnose im Deutschland der Nachkriegszeit. Er pflegte u. a. die Verbindung zu französischen Kollegen, die ebenfalls mit Hypnose in der Geburtsvorbereitung, arbeiteten.

Im Bereich der Psychotherapie überlebte die Hypnose im Deutschland der Nachkriegszeit als suggestive Behandlungstech-nik, z. B. im autogenen Training, das von J. H. Schultz entwickelt wurde, im Katathymen Bilderleben H. C. Leuners und in Kretschmers gestufter Aktivhypnose, doch hatten diese Verfahren einen eher autoritären und fremdbestimmten Charakter (vgl. Revenstorf u. Peter 2000).

HYPNOSEENTBINDUNGEN IN RUSSLAND

In Russland wurde die Geburtsvorbereitung mit Hypnose im 19. Jahrhundert populär. Die russischen Vertreter der Hypnoseent-bindungen bezogen sich im ausgehenden 19. Jahrhundert sehr stark auf die diesbezüglichen Erkenntnisse und Vorgehensweisen von Kollegen aus Deutschland und Frankreich. 1923 erwähnte der Psychiater und Psychotherapeut K. I. Platonov bereits die vielen Vorteile der Hypnoseentbindung für Mutter und Kind. Dazu zählte er die

„Herabsetzung des Schmerzempfindens, Unterdrückung der unnötigen Anstrengungen der Mutter bei der Entbindung und der Wegfall der toxischen Auswirkungen auf das Kind im Gegensatz zur Narkoseentbindung" (Chertok u. Langen 1968, S. 25).

Neben Platonov sowie seinen Schülern Velvolvski und Schlifer gab es noch viele andere wichtige russische Vertreterinnen und Vertreter der Hypnoseentbindung, die z. T. Hunderte von hypnotischen Entbindungen durchführten. Meist erreichten sie Analgesie entweder durch direkte Suggestion oder durch posthypnotische Suggestionen. Schlifer betonte, dass posthypnotische Suggestionen ihrer Meinung nach am besten wirkten, weil die Frauen dann bei der Entbindung wach sind und diesen wichtigen Moment nicht verpassen. Auch Platonov erreichte bei den Schwangeren eine Analgesie mit posthypnotischen Suggestionen. 1927 konnte er bereits von 94 Fällen berichten, in denen er die Schwangeren mit Hypnose auf die Geburt vorbereitet hatte. Er war es auch, der eine psychotherapeutische Schulung für Geburtshelfer forderte, weil die Geburtsschmer-zen nicht nur physiologisch, sondern auch psychologisch erklärt werden müssen (vgl. Chertok u. Langen 1968). Nach 1925 wurden auch in Russland die Veröffentlichungen über Hypnoseentbindungen seltener.

Das Interesse an der Hypnoseentbindung erstarkte in Russland erst wieder nach dem Zweiten Weltkrieg. Wegen der offenkundigen Vorteile für die Schwangeren und ihre Neugeborenen wurden in Leningrad und Kiew sogar spezielle Zentren, so genannte „Hypnotarien", eingerichtet, in denen Tausende von Schwangeren von geschultem medizinischen Personal hypnotisch auf die Geburt vorbereitet wurden.

In Leningrad bereitete der Mediziner M. V. Vigdorovitch in einem „Hypnotarium" die Schwangeren mit Hypnose auf die Geburt vor, indem er ihnen beibrachte, schon bei einem Glockenton in Trance zu gehen. Vigdorovitch berichtet, dass in Trance nicht nur die hypnotische Analgesie ein großer Vorteil sei, sondern auch weniger Geburtskomplikationen auftraten. Mittels Hypnose konnte sogar die Milchsekretion bei den Müttern nach der Geburt gefördert werden. Noch 1950 führte sein Kollege Syrkine im „Hypnotarium" in Kiew 600 Hypnoseentbindungen durch.

Später entwickelte I. Z. Velvovsky die Psychoprophylaxe als weitere psychologische Methode der Geburtsvorbereitung (vgl. Kap. 5). Dabei berücksichtigte er die Reflexologie Pawlows (Chertok u. Langen 1968, S. 31). Russische Mediziner waren davon überzeugt, dass sich Psychoprophylaxe und hypnosuggestive Methoden nicht gegenseitig ausschließen, sondern sich vielmehr ergänzen.

Fernand Lamaze lernte die Methode der Psychoprophylaxe bei einem Besuch in Russland kennen. Er brachte sie nach Westeuropa, modifizierte sie und verbreitete sie nicht nur in Europa, sondern auch in den USA. Sie wurde daher nach ihm benannt.

Obwohl sich die Methode der Hypnose immer wieder für alle am Geburtsvorgang Beteiligten als hilfreich und erfolgreich erwiesen hat, konnte sie sich weder in Europa noch in den USA auf breiter Ebene durchsetzen. Allerdings haben inzwischen andere Methoden der psychologischen Geburtserleichterung große Popularität und Verbreitung gefunden, die gelegentlich auch hypnotische Elemente benutzen, diese aber nicht als solche deklarieren.

Erst in den letzten Jahrzehnten gab es zum Thema Hypnose in der Geburtshilfe wieder viele interessante Publikationen, vor allem in den USA.

3. Hypnose und Trance

Allein schon das Wort „Hypnose" löst bei vielen Menschen ein ambivalentes Gefühl aus: Angst und Ablehnung auf der einen, magische Heilserwartung auf der anderen Seite. So existieren bis heute viele Vorurteile und falsche Vorstellungen über die Hypnose. Diese stimmen weder mit der modernen wissenschaftlichen Sichtweise von Hypnose noch mit der Art, wie heutzutage therapeutisch mit der Hypnose gearbeitet wird, überein. Das Bild in der Öffentlichkeit ist immer noch durch oft triviale Unterhaltungsmedien der 20er- und 30er-Jahre des letzten Jahrhunderts geprägt. Dazu gehören die Verfilmungen der Dr. Mabuse Romane des Luxemburgers Norbert Jacques oder der Film „Metropolis" von Fritz Lang. Auch die vielen angeblichen Weltmeister der Showhypnose pflegen aus Profitgründen gern das in diesen Filmen verbreitete Image des „magisch unwiderstehlichen „Hypnotiseurs, der scheinbar jedem seinen Willen aufzwingen kann".

Das bedeutet, dass Hypnose zum Teil heute noch mit Magie und der alten Vorstellung des Schadenszaubers in Zusammenhang gebracht wird. Insbesondere bei der Anwendung der Hypnose in der Geburtshilfe dürften solche Assoziationen nach wie vor eine wichtige Rolle spielen. Schwangerschaft, Geburt und Wochenbett waren jahrhundertelang geprägt durch eine Vielzahl von Riten und Verhaltensregeln, die vor allem magische Beeinflussung und Schadenszauber abhalten sollten.

Zum Glück verändern sich inzwischen in der Öffentlichkeit die Vorstellungen über Hypnose. Dazu trägt die Tatsache bei, dass es häufiger eine seriöse und fachgerechte Berichterstattung über Hypnose und Hypnotherapie in den Medien gibt.

Am Anfang jeder Hypnotherapie, so auch bei Beginn der hypnotischen Geburtsvorbereitung, müssen die Vorstellungen über Hypnose bei den Klientinnen und Klienten sorgfältig eruiert und, wenn nötig, korrigiert werden. Auf diese Weise können die Erwartungen sowie die Zusammenarbeit in der Hypnotherapie auf eine realistische gemeinsame Grundlage gestellt werden. Diese ist notwendig, um Hypnose therapeutisch erfolgreich einsetzen zu können.

Zum besseren Verständnis und zur Vermeidung weiterer Vorurteile gegenüber der hypnotherapeutischen Vorgehensweise ist es notwendig, wichtige Fachbegriffe zu definieren bzw. zu erläutern. Wie bereits erwähnt, fließen die hypnotherapeutischen Behandlungskonzepte des amerikanischen Arztes und Psychologen Milton H. Erickson in diese Definitionen mit ein. Seine therapeutischen Grundprinzipien, seine innovativen und äußerst erfolgreichen Konzepte der Verwendung von Hypnose in der Behandlung psychischer, somatischer und psychosomatischer Probleme gelten in Fachkreisen weltweit als „Stand der Kunst" (Gerl 1998; Revenstorf u. Peter 2000).

Mit Hypnose können autonome physiologische Vorgänge beeinflusst werden, die der bewussten Kontrolle nicht unterliegen. Aus diesem Grunde ist die Hypnotherapie besonders erfolgreich bei der Behandlung psychosomatischer Störungen, die sich nicht durch Willenskraft verändern lassen, zumal sie als unwillkürlich auftretend erlebt werden. Zum Beispiel kann man Kälte imaginieren, um damit auf indirektem Weg das Schmerzempfinden zu dämpfen, weil sich bei Kälte häufig eine natürliche Schmerzunempfindlichkeit entwickelt.

In der Therapie kann man diese Möglichkeit nutzen, um durch intensive plastische Imaginationen physiologische Reaktionen in der gewünschten Weise herbeizuführen. Sehr häufig geht es darum, dass sich in der Trance Ressourcen und Fähigkeiten besser memorieren lassen, die dann in die gegenwärtige Situation übertragen werden können.

Wichtige Begriffe und Definitionen

Hypnose

Mit „Hypnose" bezeichnet man zum einen die Methode, mit der ein Trancezustand erzeugt wird, und zum anderen den hypnotischen Trancezustand selbst. Oft wird im therapeutischen Sprachgebrauch zwischen einer „Ruhehypnose" zur Einleitung eines Trancezustandes und der Hypnotherapie bzw. Hypnosetherapie unterschieden.

Hypnotherapie

„‚Hypnotherapie' ist eine Behandlungsform zur Heilung somatischer, psychosomatischer und psychischer Leiden und bedient sich dazu der hypnotischen Trance, hypnotischer Phänomene und spezifischer Interventionen" (Revenstorf u. Peter 2000).

Mit Hypnotherapie lassen sich psychosomatische, psychische und somatische Beschwerden und/oder Erkrankungen behandeln. Die Heilung wird mit hypnotischer Trance, spezifischen Interventionen und hypnotischen Phänomenen eingeleitet bzw. durchgeführt.

Das Unbewusste

Mit den Begriffen Hypnose und Trance ist ganz eng der Begriff des Unbewussten verknüpft. In Ericksons Verständnis und in der von ihm entwickelten Form der Hypnotherapie wird „das Unbewusste" als eine Art großes „Lagerhaus" betrachtet, in dem alle Fähigkeiten und jedes Wissen, das ein Mensch im Laufe seines Lebens erworben hat, von dem er aber im Alltag meist nichts mehr weiß, abgelagert ist und das nur zu einem Bruchteil genutzt wird (Zeig 1980).

Erickson war überzeugt davon, dass wir einen außerordentlich großen Teil dessen, was wir gelernt haben, nicht nutzen, weil unser wachbewusster Verstand es unterdrückt. Erickson war immer wieder beeindruckt davon, was Menschen alles wissen, ohne zu wissen, dass sie es wissen. Symptome und Probleme entstehen laut Erickson hauptsächlich durch die Rigidität des wachbewussten Denkens.

Hypnose ist in seinen Augen ein ausgezeichnetes Instrument, um dieses unbewusste Potenzial aus dem „Lagerhaus" wieder nutzbar zu machen, sei es, um Probleme zu lösen oder das Leben lohnender zu gestalten.

Hypnotische Trance

Hypnotische Trance ist ein durch den Vorgang der Hypnose herbeigeführter Trancezustand. Sie kann therapeutisch eingesetzt oder zu Forschungszwecken genutzt werden (vgl. Revenstorf u. Peter 2001).

Therapeutische Trance

Dieser Begriff kennzeichnet eine hypnotische Trance, wenn sie im Rahmen einer therapeutischen Behandlung eingesetzt wird, um bestimmte therapeutische Ziele zu erreichen. Das kann z. B. eine verbesserte Schmerzkontrolle bei der Geburt sein.

Natürliche Trance

Der Trancezustand gehört zu unserer natürlichen genetischen Grundausstattung. Er taucht während des Tages immer wieder spontan auf, zum Beispiel im Zusammenhang mit Routinetätigkeiten wie Autofahren.

Über die Arbeitsweise von Künstlern und Forschern wissen wir, dass sie sich in einem Zustand von Trance oft besonders inspiriert fühlen, obwohl sie das Wort Trance nicht dafür benutzen. Heutzutage wird dafür meist der Begriff „Flow-Erlebnis" verwendet. Während dieses Zustandes werden oft sogar Hunger, Durst und Müdigkeit vergessen, die Person „verschmilzt" ganz mit ihrer momentanen Tätigkeit. Die Zeit scheint stillzustehen, Stunden vergehen wie im Flug. Während dieser Zeit erscheinen diese Menschen „abwesend", weil sie in Gedanken ganz bei ihrer Arbeit sind. Ist diese Arbeit irgendwann abgeschlossen, so kann man eine Art „Aufwachen" beobachten, ein „Zurückkehren" in die Realität des Alltages. Dasselbe passiert gelegentlich beim Betrachten eines spannenden Fernsehkrimis oder wenn Kinder ihr Lieblingsmärchen hören oder hingebungsvoll ins Spielen vertieft sind. Jede Tätigkeit, die unsere Aufmerksamkeit intensiv absorbiert, kann eine Trance auslösen. Diesen Trancezustand nennen wir natürliche Trance oder Alltagstrance. Im Trancezustand, sei er natürlich entstanden oder therapeutisch induziert, werden gegebene Suggestionen fast immer wörtlich genommen.

Selbsthypnose/Fremdhypnose

Genau genommen ist jede Hypnose eine Art Selbsthypnose, weil die Suggestionen, auch wenn sie von jemand anderem gegeben werden, erst in Selbstsuggestionen umgewandelt werden müssen, um ihre Wirkung auszuüben.

Trance/Trancezustand

Dieser Zustand ist Teil unseres natürlichen Bewusstseinskontinuums, das sich zwischen den beiden Extremen „hellwach" auf der einen und „bewusstlos" auf der anderen Seite erstreckt. Dazwischen liegen Schlaf, Trance, Wachzustand in jeweils mehr oder weniger starker Ausprägung.

Trance ist also kein Schlaf. Anders als das normale Wachbewusstsein, bei dem der Fokus der Aufmerksamkeit oft wechselt, kommt es im Trancezustand zu einer Einengung der Konzentration auf einen einzigen Fokus. Dabei werden alle anderen Wahrnehmungen als irrelevant für diesen Zeitraum ausgeblendet oder treten in den Hintergrund (Havens 1996). Man kann sich das ähnlich vorstellen wie bei einem Brennglas, durch das die einfallenden Lichtstrahlen auf einen Punkt hin gebündelt werden. In diesem Zustand wechselt unser Gehirn in einen veränderten Arbeitsmodus, bei dem Informationen auf eine vielschichtigere, bildhafte und komplexe Weise verarbeitet werden.

In der Hypnoseforschung kennt man den Begriff des zustandsabhängigen Lernens (state dependend learning). Dies bedeutet, dass in der Trance entcodiertes Erleben später im Wachzustand nicht bewusst erinnert werden kann. Wechselt man jedoch erneut in den Trancezustand, so ist das Wissen wieder verfügbar.

Tranceinduktion

Die Methode, mit der ein Trancezustand herbeigeführt werden kann, heißt „Tranceinduktion". Sie bewirkt eine langsame Einengung und Fokussierung der Aufmerksamkeit, meist auf innere Vorgänge. Trance ist aber nicht mit Entspannung gleichzusetzen. Entspannung ist nur eine von vielen verschiedenen Ausgangssituationen für die Entwicklung eines Trancezustandes. Mit einer länger andauernden rhythmischen Bewegung, z. B. beim Tanzen, Joggen oder Fahrradfahren, oder auch durch bestimmte Körperhaltungen kann ebenfalls Trance induziert werden. In der so genannten „Aktiv-Wach-Hypnose" wird Trance z. B. über ein längeres Fahrradfahren auf dem Ergometer herbeigeführt.

Indirekte Tranceinduktion

Indirekte Tranceinduktion ist ein spezielles methodisches Verfahren zur Erzeugung einer Trance. Ausgebildete Hypnotherapeuten können mit suggestiven Sprachstrategien auch ohne formale Tranceinduktion eine Trance hervorrufen. Dazu verwenden sie unter anderem therapeutisch bedeutungsvolle Geschichten oder Beispiele. Milton H. Erickson bevorzugte dieses hochwirksame Verfahren und entwickelte es weiter.

Fraktionierte Trance

Dies ist ein Verfahren zur Vertiefung eines Trancezustandes. Dazu wird der Trancezustand kurz unterbrochen und anschließend wieder induziert.

Dialogische Trance

In der Trance können die Klienten sprechen und erzählen, was sie wahrnehmen. Auf diese Weise bleibt der Therapeut genau informiert darüber, was die Klienten gerade erleben, und kann das therapeutische Vorgehen genau anpassen.

Implizite Tranceinduktion

Im folgenden Text bezeichne ich mit impliziter Tranceinduktion das nicht wissentliche und/oder unbeabsichtigte Auslösen eines Trancezustandes durch eine Person oder durch bestimmte Kontextbedingungen, die suggestive Wirkung entfalten.

Dies geschieht häufiger in Beziehungen, zum Beispiel bei Verliebten, oder auch bei einem Ehestreit. Trance entsteht dann durch eine starke Einengung der Aufmerksamkeit auf die jeweilige Person oder Situation. Dadurch steigern sich die Reagibilität, also die Bereitschaft, auf den anderen Menschen zu reagieren, und die Suggestibilität, d. h. die Bereitschaft, auf offene oder versteckte Suggestionen seitens dieser Person oder der Umgebung zu reagieren.

Suggestion

Suggestionen werden im Alltag ständig gegeben, vor allem die Werbung wiederholt immer wieder, dass man dies und jenes angeblich dringend braucht. Suggestionen können direkt, als Aufforderung oder Befehl gegeben werden, was aber bei den meisten Menschen nicht so wirkungsvoll ist. Erickson kam im Laufe seiner Forschung

46

und hypnotherapeutischen Arbeit zu der Einschätzung, dass indirekte Formen der Suggestion viel wirksamer sind. Er entwickelte daher eine Vielzahl an Methoden, um auf indirektem Weg Veränderungen in Richtung des therapeutischen Zieles zu bewirken. Im Trancezustand besteht eine erhöhte Bereitschaft, auf angebotene Ideen zu reagieren, so dass in Trance gegebene hypnotische Suggestionen wirksamer sind als im Wachzustand gegebene. Suggestionen für ein bestimmtes therapeutisches Ziel sollten immer in positiver Weise formuliert werden. Die Aufforderung: „Vergiss nicht, die Tür zu schließen!", kann unbewusst als Aufforderung, es zu vergessen, wahrgenommen werden. Die Aufforderung: „Denk daran, die Tür zu schließen!", wird dagegen eher zu dem erwünschten Resultat führen.

Trance

Trance wird von den meisten Menschen als sehr angenehm erlebt, zumal wir mit diesem Zustand aufgrund seines natürlichen Auftretens bereits bestens vertraut sind. Meist ist der Ausgangspunkt eine wohltuende körperliche Entspannung, in deren Verlauf auch eine gewisse innere Distanz zum Alltagsgeschehen und eine verfeinerte Wahrnehmung sinnlicher Eindrücke oder innerer Vorgänge möglich werden. Trance entwickelt sich unwillkürlich, man kann sie nicht mit Willenskraft erzwingen. Man kann höchstens eine Situation schaffen, in der es sehr wahrscheinlich ist, dass Trance sich von allein entwickelt, und es dann entspannt geschehen lassen. Dabei entsteht eine innere Gelöstheit, die Buddhisten vielleicht als einen Zustand entspannter Achtsamkeit bezeichnen würden. Das Zeitgefühl kann sich subjektiv verändern, ebenso die Körperwahrnehmung. Typisch für Trance ist die Erfahrung verschiedener Trancephänomene. Daran kann man auch erkennen, dass man tatsächlich eine Trance entwickelt hat. In diesem mentalen Zustand ist es möglich, die oft rigiden Grenzen des Alltagsdenkens und Beurteilens zu erweitern, wodurch neue Möglichkeiten zur Lösung von Problemen erkannt werden können.

Trancephänomene

Trancephänomene erleben wir jeden Tag, da ihr Auftreten eng mit den so genannten natürlichen Trancezuständen einhergeht. Nur registrieren wir sie im Alltag kaum, weil wir ihnen selten Beachtung schenken. In der Hypnose ist diese interessante Fähigkeit unseres Körper-Seele-Systems, Trancephänomene hervorzubringen, besonders deutlich wahrnehmbar.

Bei einigen Menschen taucht hauptsächlich ein bestimmtes Trancephänomen auf, bei anderen sind es mehrere. Das Auftreten eines Trancephänomens, zum Beispiel eine Katalepsie, reicht aus, um sich des Trancezustandes bewusst zu werden (Trance ratifizieren). In der Hypnotherapie versucht man, Trancephänomene zu nutzen (utilisieren), um ein bestimmtes Therapieziel zu erreichen. Folgende Trancephänomene werden allgemein unterschieden.

Katalepsie

Im Alltag wird dieses Phänomen manchmal erlebt, wenn jemand in seiner Haltung plötzlich „einfriert", z. B. bei der spannendsten Stelle in einem Kinofilm. Katalepsie bedeutet also Unbeweglichkeit.

In der Hypnose tritt öfter eine Katalepsie etwa an den Händen auf. Auf einer bestimmten Ebene weiß der Klient, dass er sie zwar bewegen könnte, wenn er unbedingt wollte, aber die Hände wollen sich auf eine unbewusste Art nicht bewegen und bleiben einfach in ihrer Position.

Ideomotorische Reaktionen

Teile des Körpers können sich auf autonome, unbewusste Art von allein bewegen. Auch dies erleben wir im Alltag oft spontan, z. B. wenn ein Beifahrer im Auto heftig „bremst" oder eine Mutter beim Füttern ihres kleinen Kindes den Mund selbst auf- und zumacht.

In der Hypnotherapie wird diese Fähigkeit genutzt, um unbewusste Reaktionen auf Fragen deutlich sichtbar zu machen. Damit wird eine Kommunikation mit dem Unbewussten über Hand- oder Fingersignale möglich. So könnte z. B. das „Unbewusste" bei Zustimmung eine Hand leichter werden und dann nach oben „schweben" lassen (Handlevitation). Ähnlich kann man auch verschiedene „unbewusste" Fingersignale installieren.

Amnesie/Hypermnesie

Formen von Alltagsamnesie sind häufig. Wer hat im Alltag nicht schon seine Schlüssel, Brille und anderes gesucht, obwohl diese Gegenstände vor kurzem gerade noch zur Hand waren, oder Namen fallen einem nicht mehr ein, obwohl man sie kürzlich noch ausgesprochen hat. Manchmal geschieht es, dass jemand sich plötzlich wieder in allen Einzelheiten an ein Erlebnis erinnern kann, das er schon lange vergessen glaubte. Das nennt man Hypermnesie. In der Hypnose taucht dieses Phänomen gelegentlich auf. Es kann sein, dass der Klient sich nicht an alles erinnert, was er während der Trance gehört hat, weil er zu sehr auf für ihn wichtigere innere Prozesse konzentriert war.

Dissoziation

Gelegentlich tritt bei Übermüdung das Gefühl auf, „neben sich zu stehen" oder nicht „ganz da zu sein". Das ist die spontane Alltagsvariante einer Dissoziation. Als Überlebensreaktion bei einem Unfall oder einer Traumatisierung tritt dieses Phänomen ebenfalls spontan auf. Dann haben die betroffenen Personen vielleicht das Gefühl, sich aus dem Körper zurückzuziehen.

Oft ist dieses Phänomen damit verbunden, keinen physischen oder emotionalen Schmerz zu spüren. Dissoziation wird daher in der Hypnose erfolgreich zur Schmerzkontrolle eingesetzt.

Altersregression

Die meisten von uns kennen das Phänomen, dass wir uns fast wieder wie die Schüler von damals fühlen, wenn wir an einem Klassentreffen teilnehmen. Es wird gealbert und gelacht, man erinnert sich plötzlich an alle möglichen Details von damals und fühlt sich dabei auch viel jünger.

In der Hypnotherapie wird Altersregression oft gefördert, damit sich der Klient an frühere Ressourcen erinnern kann, die er in einer bestimmten heutigen Situation gern zur Verfügung hätte. In der Trance kann er dann diese Fähigkeit in die gewünschte Situation übertragen.

Altersprogression/Zeitprogression

Es handelt sich bei diesen beiden Erscheinungen um eine Pseudo-orientierung in der Zeit. Man kann sich das so vorstellen, als ob man eine Zeitreise in die eigene Zukunft oder Vergangenheit unternehmen würde. In der therapeutischen Trance kann die Klientin sich intensiv der Vorstellung überlassen, bereits an dem Punkt in der Zukunft zu sein, wo ein bestimmtes Ziel erfolgreich erreicht wurde, zum Beispiel dass die Geburt vorbei ist und das Baby schon auf dem Bauch liegt. Durch die Fokussierung der Aufmerksamkeit auf dieses Ziel hin wird der zukünftige Erfolg wahrscheinlicher. In der modernen hypnotherapeutischen Geburtsvorbereitung spielt die Zeitprogression eine wichtige Rolle.

Halluzination

Im Alltag kann es z. B. passieren, dass man etwas sucht, was „vor der Nase" liegt. Oder ein Architekt steht vor einer Altbauruine und schwärmt dem Bauherrn vor, was er alles vor sich sieht, welche Fenster und Türen in welcher Farbe wohin kommen. Vielleicht malt er mit dem Finger Luftbilder, um zu zeigen, wie es aussehen wird. Er sieht den fertigen Bau genau vor sich, aber der Bauherr erkennt nur eine Ruine.

Auch das ist ein Alltagsphänomen, was in der Trance nur deutlicher wahrgenommen und für therapeutische Zwecke genutzt werden kann, zum Beispiel damit eine Gebärende sich das Baby im Arm intensiv vorstellen und die Freude dieses Augenblickes schon im Voraus spüren kann. In der Hypnose sieht man gelegentlich etwas sehr plastisch vor sich, was nicht da ist (positive Halluzination), oder etwas Vorhandenes wird nicht wahrgenommen (negative Halluzination).

Posthypnotische Suggestion

Im Alltag geben wir, ohne es zu merken, häufig posthypnotische Suggestionen. Beispielsweise sagen wir zu einem Familienmitglied: „Wenn du irgendwo einen gelben Postkasten siehst, denk daran, die Post einzuwerfen!" In der Trance wirkt diese Verknüpfung umso intensiver, und daher wird es sehr wahrscheinlich, dass das gewünschte Verhalten ausgelöst wird. Mittels der posthypnotischen Suggestion wird es möglich, eine Ressource, die in der Trance bereits vorhanden ist, zu einem späteren Zeitpunkt in der gewünschten Situation zugänglich zu machen. Sie wird immer an einen posthypnotischen Auslösereiz geknüpft, der dann das gewünschte Verhalten in der Situation direkt auslöst.

Gerade in der Geburtsvorbereitung spielt die posthypnotische Suggestion eine wichtige Rolle. Meist wird dabei die in der Trance erzeugte Analgesie oder eine tiefe Entspannung an den Beginn der

Geburtskontraktionen oder an die Pausen dazwischen geknüpft, so dass das gewünschte Verhalten spontan durch den Beginn der Kontraktionen ausgelöst wird.

Anästhesie/Analgesie

Unser Körper-Seele-System verfügt über die Fähigkeit, in bestimmten Situationen unempfindlich gegenüber Schmerzen zu werden (siehe auch den Abschnitt zur Verhaltensbiologie weiter unten), wie z. B. die Gefühllosigkeit bei einem eingeschlafenen Bein. Im Alltag vergessen wir oft, dass wir eine Brille auf der Nase haben oder dass die Schuhe die Füße umspannen. Erst wenn uns jemand darauf hinweist, werden diese Dinge wieder bewusst.

Die Herbeiführung einer hypnotischen Analgesie ist eines der zentralen Anliegen in der hypnotischen Geburtsvorbereitung. Sie kann auf unterschiedliche Weise erfolgen.

HYPNOSE AUS DER SICHT ANDERER WISSENSCHAFTLICHER DISZIPLINEN

Forschungsergebnisse aus unterschiedlichen wissenschaftlichen Disziplinen wie Neuropsychologie, Verhaltensbiologie, Chronobiologie und der Systemtheorie erweitern in jüngster Zeit den Blick auf die komplexe Natur von Hypnose und Trancezuständen.

Neurophysiologie

Hirnphysiologisch sind im Trancezustand andere Areale aktiviert als im Wachzustand, wie man aufgrund der hoch entwickelten Mess- und bildgebenden Verfahren (z. B. PET = Positronen-Emissions-Tomografie) nachweisen kann. Selbst das EEG zeigt ein anderes Hirnstrommuster. Es herrscht eher Alpha-Aktivität vor, in tiefer Trance treten auch Theta-Wellen auf. Im Wachzustand dominieren dagegen eher Beta-Wellen.

Chronobiologie

Ernest L. Rossi, einer der bekanntesten Schüler von Erickson, hat sich intensiv mit den Ergebnissen der Erforschung ultradianer Rhythmen beschäftigt. Danach erleben wir nicht nur des Nachts mehrere Schlafzyklen, die jeweils wieder in Schlafstadien unterschiedlicher Tiefe und Traumphasen (REM-Schlaf) gegliedert sind, sondern auch am

Tag weist unser Bewusstein diesen wellenartigen Zyklus auf. Circa alle 90 Minuten wechselt unser Bewusstsein spontan von einer eher hellwachen, aktiven, leistungsfähigen Phase zu einer eher nach innen gewandten Aufmerksamkeit, bei der die äußere Realität mehr in den Hintergrund tritt. In diesen Phasen treten Trancezustände spontan auf.

Systemtheorie

In der Systemtheorie unterscheidet man zwischen geschlossenen und offenen, lebendigen Systemen. Jedes lebende System, auch unser Körper-Seele-System, verfügt innerhalb einer gewissen Bandbreite über die Fähigkeit zur Selbstregulation und Selbstheilung. Die oben beschriebenen ultradian auftretenden Trancephasen spielen in diesem Zusammenhang anscheinend eine wichtige Rolle. Sowohl auf der physischen wie auf der psychischen Ebene kommt es während dieser Phasen des Rückzugs in Zeitfenstern von ca. 20 Minuten zu einer verstärkten Aktivität in Richtung Heilung und Regulierung der Körperfunktionen, aber auch zur Lösung psychischer Probleme oder Aufgaben.

Einen weiteren Hinweis auf die selbstregulatorische Funktion von Trance liefern einige Forschungsergebnisse, die darauf hinweisen, dass in der Hypnose eine Stärkung der körpereigenen Abwehrkräfte erfolgt (vgl. Bongartz 1996). Das ist einer der Gründe, warum man sich, wenn diese Phase zur Entspannung oder für einen kurzen Schlaf genutzt wird, schon nach wenigen Minuten sehr erfrischt fühlt (Managerschlaf), vielleicht sogar etwas Abstand zu einem Problem entstanden ist, was sich dadurch besser lösen lässt. Besonders förderlich für die Gesunderhaltung und optimale Funktion unseres Körper-Seele-Systems wäre es, wenn unser Tagesablauf mit diesen natürlichen „ultradianen" Rhythmen übereinstimmen würde. Dieser Rhythmus sollte auch von Schwangeren mehr beachtet werden.

Verhaltensbiologie

Ganz offensichtlich dient Trance aus Sicht der Verhaltensbiologie der evolutionär wichtigen Aufgabe der Arterhaltung. In bedrohlichen Situationen, bei denen der Kampf-Flucht-Reflex ausgelöst wird, kommt es spontan zu einer Einengung der Aufmerksamkeit auf eine dieser Aktivitäten. Nicht nur körperlich werden dann für das Überleben unwichtige Funktionen auf Sparflamme gesetzt, auch psychisch treten die Bewusstseinsinhalte in den Hintergrund, die nicht unmittelbar für das momentane Überleben wichtig sind. Zum Beispiel werden Schmerzen in solchen Momenten typischerweise nicht oder kaum wahrgenommen. Besteht weder die Möglichkeit zu flüchten noch zu kämpfen, dann kommt es zu einer Art „Totstellreflex" (Freezing), häufig verbunden mit Analgesie, Katalepsie und Dissoziation.

Im Zusammenhang mit Traumasituationen, wie Unfall, Kriegsgeschehen, aber auch sexuellem Missbrauch, tauchen ebenfalls spontane Trancereaktionen auf, wie Analgesie oder Dissoziation. Sie versetzen die Person in der Traumasituation körperlich und psychisch in die Lage zu überleben. Oft wird in solchen Notsituationen auch spontan hilfreiches Wissen und Können aus dem unbewussten Pool aktiviert. Bei Müttern ist der instinkthafte Schutz der Nachkommenschaft normalerweise stark ausgeprägt. Wenn eine Mutter ihr Kind verteidigen oder zum Beispiel aus einem brennenden Unfallauto retten muss, wird sie in diesem Moment eine eigene Verletzung kaum spüren. Dieses Verhalten lässt sich damit erklären, dass der Schutz der Nachkommen für das Überleben der Art wichtiger ist als der akute eigene Schmerz.

Gefahrensituationen und Grenzerlebnisse – dazu gehört auch die Geburt – lösen spontan einen Trancezustand aus, der durch eine hohe Aufmerksamkeitseinengung und Fokussierung gekennzeichnet ist.

Korrektur von Vorurteilen gegenüber Hypnose

Viele Menschen glauben heute noch, dass man in der Hypnose die Kontrolle über sich selbst verliert und dann alles macht, was von Hypnotiseuren suggeriert wird. In verschiedenen experimentellen Untersuchungen, unter anderem auch von Erickson selbst, konnte nachgewiesen werden, dass Versuchspersonen Suggestionen ignorieren oder zurückweisen, die nicht mit ihrem inneren Wertesystem übereinstimmen. Bei einigen Experimenten, in denen man versuchte, solche Suggestionen zu geben, kamen die Versuchspersonen spontan aus der Trance und reagierten reichlich ärgerlich auf das Ansinnen, ihnen etwas zu suggerieren, was gegen ihr Wertesystem ging. Trance hat nichts Magisches, sondern ist ein ganz natürlicher alltäglicher Zustand. Jeder kann lernen, das reiche natürliche Potenzial dieses Zustandes zu nutzen. Man hat auch festgestellt, dass besonders kreative und willensstarke Persönlichkeiten leichter in Trance gehen können als andere.

Heutzutage arbeitet man therapeutisch vorzugsweise eher mit leichten bis mittleren Trancestadien, weil das den Transfer unbewussten Wissens in den Alltag erleichtert. Dies bedeutet, dass die Klienten in der Regel genau mitbekommen, was in der Trance gesagt oder gemacht wird.

Bei der hypnotischen Entbindung machen die Frauen erstaunt die Erfahrung, dass sie viel mehr Kontrolle über sich selbst haben, dass sie wach sind und sehr gut mit der Hebamme oder dem Arzt kooperieren können.

4. Traditionelle Geburtshilfe: Trance, Rituale und suggestive Sprache

TRANCE, RITUALE UND GEBURT

Trance, Rituale und suggestive Sprache haben von alters her eine tiefe Wirkung, ebenso wie ihnen in der traditionellen und modernen Geburtshilfe eine große Bedeutung zukommt. Trance tritt dabei häufig implizit, sozusagen als Begleiterscheinung, mit auf und wird nicht bewusst herbeigeführt.

Dennoch sind viele verschiedene Formen von Tranceinduktionen seit Jahrtausenden bekannt. Am Einsatz dieser Techniken hat sich bis heute nichts geändert. Zu den Induktionen gehören Rituale wie auch Techniken zur Fixierung der Aufmerksamkeit oder die Erzeugung einer erhöhten Reaktionsbereitschaft. Das Herbeiführen eines Trancezustandes zu Heilzwecken ist weltweit das älteste und häufigste Verfahren, mit dem versucht wird, über geistige Prozesse das Körper-Seele-System positiv zu beeinflussen.

Trance wird zur Förderung und Unterstützung von körperlichen und seelischen Heilprozessen eingesetzt, dient der rituellen Begleitung von kritischen biografischen Übergängen und wird in anderen Kulturen zur Voraussage der Zukunft oder als Orakeltechnik verwendet.

Gemeinsame Tranceerlebnisse fördern den Zusammenhalt einer Gemeinschaft. Diese Tranceerlebnisse entstehen u. a. spontan bei festlichen Anlässen, bei denen beispielsweise trancefördernde Substanzen wie Tabak und alkoholhaltige Getränke verwendet werden. Ein anderes trancefördernde Mittel ist gemeinsames ausdauerndes Tanzen, wie es z. B. bei den Technoparties oder bei indianischen Sonnentänzen üblich ist. Aber auch Nachtfeste, wie das Fest Noz in der Bretagne, haben rituellen Charakter und dokumentieren den engen Zusammenhalt aller Bewohner des Dorfes. Zugleich sind diese Feste eine Möglichkeit, um die Traditionen an die Dorfjugend, aber auch an Besucher und Touristen weiterzugeben. Eine ähnliche Funktion hat bei uns die Dorfkirmes der Fasnacht.

Wären Tranceprozesse in den oben genannten Zusammenhängen und im Alltag der Menschen nicht so erfolgreich, wären sie sicherlich im Laufe der Geschichte in Vergessenheit geraten. Allein die Tatsache, dass sich die Methoden der Tranceinduktion über Jahrtausende hinweg bis zum heutigen Tag gehalten haben, was durch archäologische Funde gut dokumentiert ist, ist ein weiterer Beleg dafür, wie effektiv und gesellschaftlich notwendig diese Techniken sind.

Obwohl seit so langer Zeit erfolgreich mit Trance gearbeitet wird, wissen wir immer noch nicht mit hundertprozentiger Genauigkeit, was Trance bzw. ein hypnotischer Zustand genau ist. Dies wiederum zeigt, dass es sich dabei um ein äußerst komplexes Bewusstseinsphänomen handelt. Über die Natur der Trance existierten im Lauf der Jahrtausende sehr unterschiedliche Erklärungsmodelle, die von dem jeweils vorherrschenden kulturell religiösen Weltbild sowie dem jeweiligen Wissensstand geprägt waren.

ALLGEMEINE FUNKTIONEN VON RITUALEN

Aufgrund ihrer speziellen Dramaturgie beeinflussen Rituale nicht nur die psychische, sondern auch die körperliche und soziale Ebene der teilnehmenden Menschen auf umfassende Art und Weise. Aus diesem Grund haben Rituale eine psychoprophylaktische und stabilisierende Wirkung für den Einzelnen und die Gemeinschaft. Sie geben Halt und Struktur in der Übergangszeit, z. B. vom Jugendlichen zum Erwachsenen. Die Gemeinschaft als Ganzes und ausgewählte Beobachter bezeugen den vollzogenen Übergang. Dieses traditionelle Wissen ist bis heute erhalten in der Funktion von Trauzeugen oder Taufpaten.

Das Ritual wird meist unter Einbeziehung aller Sinne durchgeführt. Dazu zählen Gerüche, Bewegungen, Gesänge und mantraartige Wiederholungen von Sätzen. Es findet an einem besonderen Ritualort statt und zu einer bestimmten rituellen Zeit. Es können spezielle Ritualgegenstände von hohem symbolischem Wert für die rituellen Handlungen eingesetzt werden. Häufig gehören auch besondere Ritualworte, oft in einer Ritualsprache gesprochen, zum Ablauf.

Für die Durchführung des Rituals ist bedeutsam, dass es eine von allen Teilnehmern anerkannte Person gibt, die befugt ist, das Ritual zu leiten. Diese Person muss die erforderliche Kompetenz, Macht und persönliche Integrität besitzen, damit das Ritual seine volle Wirkung entfalten kann. Während der Vorbereitung und Inszenierung wird große Sorgfalt darauf verwendet, diese Eigenschaften des Ritualleiters herauszustellen. In der Regel wird das Ritual in Anwesenheit der Gemeinschaft durchgeführt, die den Übergang oder die Heilung, also den Zweck und das Ergebnis des Rituals, begleitet und bezeugt.

Aufgrund dieser Besonderheiten entwickelt sich bei allen Beteiligten in der Regel unwillkürlich eine starke Einengung der Aufmerksamkeit auf den Ritualablauf und die Person, die das Ritual leitet. Bei den Beteiligten entsteht dadurch ein spontaner Trancezustand mit erhöhter Suggestibilität und der Bereitschaft, in der geforderten Weise zu reagieren und zu kooperieren. Wenn schließlich auf dem Höhepunkt des Rituals die wichtigen Suggestionen gegeben werden, können diese intensiv aufgenommen werden und so ihre zukünftige Wirkung posthypnotisch entfalten.

Diesen Ritualaufbau kann man besonders schön bei traditionellen kirchlichen Hochzeiten beobachten: „Und so erkläre ich euch vor Gott und allen Anwesenden als Mann und Frau." Viele Teilnehmer sind bei diesem Höhepunkt (Ja-Wort) zu Tränen gerührt, auch wenn sie sich sonst vielleicht lieber kühl und rational geben. Rituale entfalten per se eine mächtige emotionale Wirkung, der man sich kaum entziehen kann. Das gilt hauptsächlich dann, wenn alle Beteiligten einen gemeinsamen kulturellen Hintergrund haben, vor dem das Ritual Bedeutung erlangt.

Ablauf eines Übergangsrituals

Die Dramaturgie eines Rituals besteht nach van Gennep (1999) aus einer Vorbereitungsphase, einem Höhepunkt und einer nachrituellen Phase, in welcher der Übergang gefeiert und konsolidiert sowie ein Dankopfer gebracht werden muss. In der Vorbereitungsphase müssen bestimmte Regeln eingehalten und vorbereitende Maßnahmen getroffen werden. Dazu gehören Fasten, sich reinigen, eine bestimmte Kleiderordnung einhalten und dergleichen. So wird eine starke bewusste und unbewusste Erwartungshaltung aufgebaut und die Aufmerksamkeit auf die späteren rituellen Handlungen hin fokussiert.

Auf dem Höhepunkt des Rituals werden die jeweils wichtigen bedeutsamen Sätze (Suggestionen, oft auch posthypnotische Suggestionen) gesprochen, die den genauen Punkt des Übergangs kennzeichnen und den neuen Status bekräftigen sowie Anweisungen für künftiges Verhalten geben.

In der darauf folgenden dritten Phase des Rituals klingt die Spannung ab, meist wird in der Gemeinschaft der gelungene Übergang, letztlich das Überwinden der Übergangskrise und die Zugehörigkeit zu einer neuen Gruppe gefeiert.

Oft müssen für eine gewisse, genau definierte Zeit nach Durchführung des Rituals noch bestimmte Verhaltensregeln beachtet werden. In jedem Fall gehört zum Abschluss eines Übergangsrituals der Dank an die Götter und/oder Ahnen in Form eines Opfers oder eines Geschenkes mit der Bitte um weiteren Segen 'für den neuen Lebensabschnitt.

Betrachtet man diese Dramaturgie genauer, so drängt sich die Vermutung auf, dass der natürliche Ablauf von Schwangerschaft, Geburt und Wochenbett als dramaturgische Vorlage für alle Übergangsrituale diente. Im Zusammenhang mit der Geschichte der Hypnose wurde schon erwähnt, dass bei Übergangsritualen das symbolische Durchlaufen einer Geburt ebenfalls eine wichtige Rolle spielen kann. Die Initiantinnen müssen z. B. durch einen engen unterirdischen Felsspalt kriechen, der sich dann plötzlich wieder zu einer Höhle erweitert, was symbolisch den Geburtskanal und die Gebärmutter widerspiegelt.

TRANCE ALS FESTER BESTANDTEIL VON RITUALEN

Die Durchführung von Ritualen ist die älteste Form der Induktion und Nutzung von Trance. Sie fördert die Heilung oder begleitet krisenhafte Übergänge. Trance macht einen Großteil der beeindruckenden Wirkung des Rituals aus. Die Dramaturgie von Übergangsritualen ist so beschaffen, dass es bei den Teilnehmern phasenweise zu einer starken Einengung des Aufmerksamkeitsfokus und damit verbunden zu Trancezuständen kommt. Meist ist ein Ritual auch mit einer starken emotionalen Beteiligung verbunden. Diese Emotionalität macht die betroffenen Personen empfänglicher für jedes Wort und die damit verbundenen Suggestionen. Die Gemeinschaft hat ein Interesse daran, dass der Übergang sich für alle Beteiligten tief und unumkehrbar einprägt und zukünftig die gewünschten neuen Verhaltensweisen gezeigt werden. Wir sehen also, wie bei Ritualen auf sehr wirksame Weise mit Trance und Suggestionen gearbeitet wird.

Die Polarität von Geburt und Tod

Seit alters gelten Geburt und Tod als die beiden großen Pole und die großen Mysterien im Leben der Menschen. Sie sind bis heute unverrückbare Eckpfeiler unseres Daseins, das Eingangs- und Ausgangstor unseres Lebens. Ganz gleich, welche medizinischen Fortschritte auch gemacht werden, Geburt und Tod stellen die zentralen und schwierigsten Übergangssituationen im Leben jedes Menschen dar. Die Geburt von gesunden Kindern war und ist von existenzieller Bedeutung für jede Gemeinschaft, denn Kinder sichern ihren Fortbestand. Wie das Leben im Körper der Frau entsteht, war in vielen Kulturen lange Zeit mit einem großen Geheimnis verbunden, da die physiologischen Zusammenhänge zwischen Beischlaf und Schwangerschaft unbekannt waren. Zahlreiche Plastiken von Muttergottheiten aus der Vor- und Frühgeschichte belegen, dass Frauen als Trägerinnen des Lebens hoch verehrt wurden.

Rituelle Begleitung von Schwangerschaft und Geburt

Um Schwangerschaft, Geburt und Wochenbett ranken sich in allen Kulturen vielfältige Regularien, Verhaltensvorschriften, Tabus und Rituale. Sie sind kulturell unterschiedlich gefärbt, dienen letztlich aber demselben Ziel: die schwierige psychosoziale und biologische Übergangsphase für die Schwangere, das Kind und den Vater einerseits zu sichern und andererseits zu begleiten sowie das Entwicklungspotenzial, das für die jeweils einzelne Person und die Gemeinschaft in diesem Prozess liegt, in förderliche Bahnen zu lenken.

In traditionellen Kulturen wurden Komplikationen für die Schwangere oder das Kind nicht nur durch gesundheitliche Probleme oder eine potenziell schwierige Geburt befürchtet, vielmehr galt die Zeit während und kurz nach der Geburt auch als Einfallstor für übernatürliche Kräfte, die Mutter und Kind ebenso wie die Gemeinschaft schädigen konnten. Um diese Gefahren zu bannen mussten allerlei Vorschriften eingehalten oder gelegentlich der eine oder andere „Abwehrzauber" durchgeführt werden. Das ist ein weiterer Grund, warum Gemeinschaften ein großes Interesse daran haben, dass alle Mitglieder ungefährdet die heiklen Übergangsphasen zu einem neuen Lebensabschnitt bestehen. Es sichert das Überleben der Gemeinschaft in der Gegenwart und Zukunft, wenn weitere vollwertige, gesunde und verantwortungsbewusste Mitglieder, die gelernt haben, Krisensituationen zu überstehen, hinzukommen.

TRADITIONELLE GEBURTSHILFE

Schwangere Frauen genießen in allen Kulturen dieser Welt einen besonderen Status. In manchen Kulturen werden sie gefürchtet, in anderen verehrt, je nach kulturell-religiösem Weltbild (vgl. Chertok u. Langen 1968). In Europa, wie auch in den meisten anderen Kulturen dieser Welt, galt die Geburt und alles, was mit ihr zu tun hatte, von alters her als „Frauensache".

Es war Sache der „weisen Frauen", „Hebemütter" oder Hebammen, die Frauen bei der Geburt zu unterstützen. Dabei bedienten sie sich der Kräutermedizin, des Tastsinnes und des Wissens, das sie sich durch die eigene Erfahrung oder andere erfahrene Frauen angeeignet hatten. Nicht alle Geburtshelferinnen waren gleichermaßen geschickt, aber einige verfügten über ein außerordentliches, durch Erfahrung geschultes, intuitives Wissen um psychosomatische Zusammenhänge sowie um die positive Wirkung einer von Sicherheit und Zuversicht geprägten Atmosphäre sowohl während der Schwangerschaft als auch bei der Geburt.

Nur wenn die Familie in abgeschiedenen Regionen lebte und der Mann als einzige verfügbare Hilfskraft bei einer Geburt gebraucht wurde, war seine Anwesenheit erlaubt. Auch wenn eine schwierige Geburt abzusehen war, wurde gelegentlich die Kraft eines Mannes gebraucht, um die Frau festzuhalten, z. B. wenn ein abgestorbener Fetus entfernt werden musste. Generell bedeutete allerdings die Anwesenheit des Mannes bei der Geburt nichts Gutes, sondern signalisierte Schwierigkeiten. In vielen Kulturen wäre dies sogar ein Tabubruch gewesen (vgl. Gélis 1992).

Erst seit der Aufklärung und mit der Entwicklung der Naturwissenschaften und der Einführung eines Medizinstudiums an den Universitäten, begannen Männer in diese Domäne der Frauen einzudringen, vor allem weil die Frauen von der universitären Bildung ausgeschlossen waren. Den Medizinern fehlte naturgemäß die eigene Erfahrung mit dem Gebären und die eigene Anschauung von einer Geburt, weshalb sie zunächst die Hebammen über ihre Tätigkeit ausfragen mussten. Der einzige Vorteil der Mediziner, den sie ins Feld führen konnten, war, dass sie an den Universitäten auch weibliche Leichen sezierten und dabei die Beschaffenheit und Lage der Organe im Innern der Frau kennen gelernt hatten. Im 17. und 18. Jahrhundert starteten die ärztlichen Geburtshelfer eine regelrechte Kampagne gegen die Hebammen und machten sich über deren unzureichende anatomische Kenntnisse lustig – ein Versuch, sie in der Öffentlichkeit zu diskreditieren (vgl. Gélis 1992).

Die ersten männlichen Geburtshelfer hatten es keinesfalls leicht, denn die Frauen wollten anfänglich mit ihnen nichts zu tun haben und verbaten sich ihre Anwesenheit im Geburtsraum. Nach und nach fanden die Ärzte Eingang in die Geburtsräume, zunächst bei den Frauen in den Städten. Dadurch veränderte sich nicht nur die Geburtskultur drastisch, sondern auch alle Geburtsrituale. Selbst wenn das Verhalten und die Gespräche der bei der Geburt anwesenden Frauen nicht immer hilfreich waren, musste die Schwangere im traditionellen Rahmen die Geburt doch nicht alleine oder gar isoliert durchstehen. Die ärztlichen Geburtshelfer fühlten sich aber bei der Geburt durch die Anwesenheit der Helferinnen aus der Nachbarschaft und Verwandtschaft der Frau gestört, sie waren vielmehr der Meinung, dass die Schwangere vor allem Ruhe brauche. Daher schickten sie die anderen Frauen aus dem Geburtsraum, was bedeutete, dass die Gemeinschaft nach und nach vom Geburtgeschehen ausgeschlossen und ein altes Geburtsritual zerstört wurde. Für die Entbindenden war dies vermutlich ambivalent: Einerseits verloren sie die weibliche Unterstützung während des Geburtsvorganges, andererseits war vielleicht die Anwesenheit nicht jeder Nachbarin erwünscht. Zur selben Zeit wurde auch die Rückenposition, die so genannte „Steinschnittlage" als Gebärposition von den Ärzten eingeführt. Sie diente nicht der Schwangeren, sondern ausschließlich dem ärztlichen Geburtshelfer, der dadurch einen besseren Überblick und Zugang zum Geburtsfeld hatte.

Die Hebamme, Hebemutter, „sage femme", „bonne mère"

Diese Namen drücken die hohe Wertschätzung aus, welche die traditionelle Hebamme auf dem Lande bei den Frauen genoss. Die „sage femme" war für die Frauen häufig über die Geburt hinaus die Ansprechpartnerin für alle gesundheitlichen Probleme. Das wichtigste Ziel für die Hebamme war eine sichere und schnelle Geburt, damit die Frau nicht zu lange in den Wehen liegen musste. Gelegentlich setzte dieser Eifer die Gebärenden so unter Druck, dass sogar das Gegenteil erreicht und die Geburt verzögert wurde.

Als Hebamme eigneten sich in besonderer Weise Frauen, die selbst viele Kinder geboren hatten und mehrfach durch eine gute Betreuung von Geburten sowie eine ruhige, freundliche Ausstrahlung und Sachkenntnis aufgefallen waren. In der Regel waren die eigenen Kinder der Hebamme schon erwachsen, manchmal war sie auch verwitwet, was bedeutete, dass sie den Schwangeren auch jederzeit zur Verfügung stehen konnte (vgl. Gélis 1992).

Die Hebammen kannten sich oft im Gebrauch von Kräutern und Substanzen aus, die für die Geburt hilfreich waren. Dazu gehörten Kräuter, die halfen, eine Geburt in Gang zu setzen oder zu beschleunigen oder Schmerzen zu stillen. Manche Hebammen hatten sich weit reichende Kenntnisse in der Begleitung schwieriger Entbindungen erworben. Sie setzten das Wissen, das sich schon im Mittelalter von den großen medizinischen Schulen von Salerno und Bologna aus verbreitet hatte, um, wozu auch der Gebrauch von Substanzen gehörte, um bei der Geburt Schlaf oder Schmerzunempfindlichkeit zu fördern. Dazu wurde der Schwangeren ein Schwamm mit Auszügen aus einem besonderen Pflanzensud vor die Nase gelegt. Zu den Kräutern in diesem Sud gehörten fast immer Bilsenkraut, Efeu, Schierling und Alraune.

GEBURTSRITUALE IN DER TRADITIONELLEN GEBURTSHILFE – DAS BEISPIEL FRANKREICH

Nicht nur die suggestive Sprache der Hebammen spielte eine wichtige Rolle bei der Geburt, sondern auch die Form der indirekten

Suggestion von Sicherheit und Geborgenheit. Diese Suggestionen wurden durch den Ablauf des Geburtsrituals wirksam.

Jacques Gélis, ein französischer Geschichtsprofessor an der Universität von Paris, hat sich eingehend mit der Geschichte der Geburt und Geburtshilfe in Frankreich beschäftigt und verschiedene Rituale beschrieben, die sich teilweise über Jahrhunderte hinweg gehalten haben. Zum Beispiel beschreibt er, dass einer Schwangeren, wenn irgend möglich, jegliche Essensgelüste zu erfüllen seien. Weit verbreitet schien auch eine besondere Rücksichtnahme auf die werdende Mutter, die weder erschreckt werden sollte, noch durfte in ihrer Nähe eine schlechte Nachrichten verbreitet werden, weil Schreck und Angst negative Auswirkungen auf das ungeborene Kind haben. Dies deutet auf ein frühes Verständnis für psychosomatische Zusammenhänge hin.

Über den rituellen Ablauf einer Geburt in ländlich abgeschiedenen Gebieten Frankreichs berichtet Gélis (1992), dass die Geburt als öffentliches Ereignis galt, wobei die Frauen im Dorf es als Ehre ansahen, sich gegenseitig zu helfen. Die Schwangere hatte mit dem Einsetzen der ersten Wehen laut zu schreien (Ritualeröffnung). Dadurch wussten die Nachbarinnen, „dass es so weit ist", und sie machten sich auf den Weg zum Haus der werdenden Mutter. Die „sage femme" bzw. „bonne mère" (Ritualleiterin) wurde gerufen. Sie war bemüht, eine ruhige, freundliche Atmosphäre zu verbreiten und für einen raschen Verlauf der Geburt zu sorgen. Dabei stärkte ihr guter Ruf und ihre Kompetenz, die ihr vorauseilten, das Vertrauen der Gebärenden.

Rituelle Vorbereitung und Begleitung der Geburt

Geburt war keine private, sondern eine öffentliche Angelegenheit innerhalb der Frauengemeinschaft (Anwesenheit der Gemeinschaft während des Rituals). Gélis schreibt, dass im Haus eine Betriebsamkeit wie in einem Bienenkorb herrschte (1992, S. 159). Es wurde eingeheizt, die Ritzen in den Fenstern und Türen wurden gegen die Zugluft verstopft (Herstellen des Ritualortes), und der Mann hatte im Normalfall keinen Zugang mehr zum Geburtsraum. Die Schwangere wurde auf eine besondere Weise ausführlich gekämmt, die Haarspangen entfernt und die Bänder der Kleidung gelöst. Anschließend wurde sie in der Nähe des Kamins auf eine besondere Lagerstätte gebettet (rituelle Handlungen).

Topische Gegenstände spielten dabei eine wichtige Rolle. Man sprach den Heiligenmedaillen, Reliquien, blutstillenden Steinen, getrockneten Schlangenhäuten, die auf den Körper der Schwangeren gelegt wurden, eine medizinische Wirksamkeit zu. Erst wenn die topischen Mittel angebracht waren, stellte sich bei der Schwangeren innere Ruhe und Sicherheit ein, sie wusste nun, „dass ihr nun nichts mehr passieren" kann (symbolische Ritualgegenstände). Diese topischen Mittel wurden von Müttern an ihre Töchter weiter vererbt, aber auch adelige Frauen liehen ihre eigenen, oft kostbaren Symbolgegenstände an jene Schwangere aus, die sich diese nicht leisten konnten (gemeinsamer kultureller Hintergrund). Dies zeigt, wie bestrebt die Frauen waren, mithilfe dieser Mittel bei der Schwangeren einen Zustand ruhiger hoffnungsvoller Zuversicht für die Geburt zu erzeugen (Erwartungshaltung wird aufgebaut, das Fortschreiten der Geburt durch einzelne Ritualschritte dokumentiert). Die Hebamme arbeitete unter dem Rock der Frau, wobei die Gebärende ihre Geburtshaltung selbst wählen konnte. Sie entschied sich meist für eine vertikale Haltung, um die Schwerkraft bei der Geburt auszunutzen.

Die Hebamme wusch und reinigte die Mutter nach der Entbindung und versorgte die Schamteile mit „Stöpseln" und Kräutern zur Heilung. Der werdende Vater unterstützte die Frauen außerhalb des Geburtsraumes, er schaffte Wasser und Holz zum Heizen herbei. Wenn die Geburt glücklich vorbei war, das heißt, auch die Nachgeburt vollständig „geboren" war, durfte der Vater hereinkommen, sein Kind sehen und es vor den Augen der Anwesenden annehmen. Er war es auch, der die Hebamme entlohnte.

Wochenbett: Postrituelle Phase

Lange Zeit war es in Frankreich Brauch, in Anlehnung an italienische Sitten, der Frau nach der Entbindung besonders kostbare Kleider und Schmuck anzulegen, sie weg vom „Bett des Leidens" auf eine andere schöne Lagerstatt zu betten, wo sie dann während des Wochenbettes regelrecht „Hof" hielt. Nach der Geburt kamen die Nachbarinnen und weiblichen Verwandten, um zu gratulieren, Segen zu wünschen und Geschenke zu bringen. Eva Labouvie zitiert in einem Quellenbuch zur saarländischen Geschichte sogar Verordnungen, wie mit der Kindsmutter nach der Geburt umgegangen werden sollte, damit das Feiern nicht überhand nimmt und das für die Frau und das Kind nicht zu anstrengend wird.

Die Wöchnerin und das Neugeborene wurden von der eigenen Mutter oder anderen Frauen aus der Verwandtschaft oder Nachbarschaft versorgt. Die frisch gebackene Mutter durfte nicht nach draußen, das Kind vor der Taufe nicht unbewacht bleiben und auch sein Name vor der Taufe nicht erwähnt werden. Man ging davon aus, dass Mutter und Kind in dieser Zeit durch bösen Zauber und böse Mächte besonders gefährdet seien. Die schlimmste Art der Verzauberung bestand darin, dass die Wöchnerin keine Milch hatte. Um diese und andere Gefahren abzuwenden, musste ein „Abwehrzauber" praktiziert werden, eventuell zeichnete die Hebamme das Pentagramm an den Eingang oder die Wöchnerin musste Salz in die Hand nehmen, daran lecken und es dann hinter sich werfen. Das Kind durfte nicht mit den Füßen zur Tür in die Wiege gelegt werden, keine Zugluft bekommen und nicht aus dem Haus getragen werden. Der Wöchnerin war es in der Regel nicht erlaubt, sich in der Öffentlichkeit zu bewegen. Ansonsten wurde gefeiert, gegessen und getrunken. Erst mit der kirchlichen Taufe, der Namensgebung und dem Tauffest wurde das Kind als vollwertig akzeptiertes Mitglied in die Gemeinschaft aufgenommen (Opfer und Dankritual an Gott).

DIE VERWENDUNG SUGGESTIVER SPRACHE BEI DER GEBURT DURCH DIE HEBAMMEN

Seit alters wurde mit hoher Wahrscheinlichkeit im Bereich der Geburtsvorbereitung und Geburtshilfe suggestive Sprache eingesetzt, zumal Trancezustände ganz offensichtlich zu den natürlichen Begleiterscheinungen des Geburtsvorganges gehören.

Jacques Gélis erwähnt mehrere Beispiele für den gezielten Gebrauch suggestiver Sprache:

„Geburtshelfer und Geburtshelferinnen empfehlen in ihren Handbüchern, mit der Frau in Kindsnöten Erbarmen zu haben. Madame du Coudray rät, die Frau zu beruhigen, indem man sie davon überzeugt, dass es gut voran geht. Gilles de la Tourette, ein Geburtshelfer aus Loudun, betont im 18. Jahrhundert, daß es vor allem darauf ankommt, daß die Frau ihre Schmerzen vergißt: ,Wenn eine Frau beim Gebären Schmerzen leidet, muss man danach trachten, sie durch erfreuliche The-

men abzulenken, die sie aufmuntern und ihr Leid vergessen lassen.' Beruhigen und Ablenken gelten als die besten Mittel, um die Niederkunft zu erleichtern und die Schmerzen zu beseitigen, die die Frau peinigen. Dazu muß sie allerdings auch bei gutem Wohlbefinden sein, körperlich wie seelisch, denn auch ihre seelische Verfassung kann die Geburt beschleunigen oder verzögern: ‚Es ist eine Eigenschaft der Fröhlichkeit, daß sie öffnet und entspannt; Angst dagegen führt zur Zusammenziehung und Anspannung.' Wenn es so einfach wäre, mit diesem Wissen den Schmerz völlig zu beseitigen. Louise Bourgeois gibt aufrichtigerweise zu, daß man ‚Mittel anwenden kann, die den Schmerz lindern, jedoch kann man diesen niemals ganz zum Verschwinden bringen'" (Gélis 1992, S. 235).

Diese Beispiele zeigen noch einmal, wie ausgeprägt das Wissen um psychosomatische Zusammenhänge zu dieser Zeit war. Die Geburtshelferinnen wussten um die Wichtigkeit einer vertrauensvollen, guten Beziehung zu der Schwangeren und einer freundlichen, kompetenten ruhigen Ausstrahlung, die während der Entbindung half, Ängste, Verkrampfungen und damit Schmerzen zu lindern. Die Hebammen wussten auch um die suggestive Wirkung bestimmter Kontexte. Jacques Gélis zitiert Madame du Coudray, die erklärt,,,

„daß es besser ist, sich mit ihr (der Gebärenden) über angenehme Dinge zu unterhalten, ihr Mut zu machen und ihr zu sagen, daß alles gut geht. Und vor allem dürfen die Helferinnen nicht davon reden, fremde Hilfe zu holen, wenn das Kind auf sich warten läßt!" (Gélis 1992, S. 160).

Und Louise Bourgeois, die Hofhebamme von Katharina von Medici, betont:

„Wenn Frauen in einer schwierigen Phase der Niederkunft nicht aus eigenem Antrieb den Arzt kommen lassen wollen, kann die Erwähnung des Arztes bei ihnen solchen Schrecken auslösen, dass sie glauben, ihr Leben stünde auf dem Spiel" (Gélis 1992, S. 160).

SCHMERZFREIE GEBURT AUS DER SICHT DER ETHNOMEDIZIN

Aus ethnomedizinischer Sicht kann die Annahme, dass in einfachen außereuropäischen Kulturen die Frauen schmerzfrei entbinden, nicht generell bestätigt werden (Jordan 1995). Eher weisen die Beobachtungen darauf hin, dass wohl ein gewisses Maß an Unwohlsein immer mit der Geburt verbunden ist, dieses aber je nach kul-

tureller Bewertung, psychischer Verfassung und individueller Lern-
geschichte der Schwangeren anders bewertet und erlebt werden
kann.

Beachtet man, wie in der Hypnotherapie üblich, die suggestive
Wirkung der Sprache, dann lösen unterschiedliche Bezeichnungen
für die Aktivität des Uterus bei der Geburt natürlich auch unterschiedliche Erwartungen in eine bestimmte Richtung aus. In einigen Kulturen wird die Geburt als hartes Stück Arbeit gesehen, das
eine Frau eben zu leisten hat. Auch die englische Bezeichnung
„labour" weist auf diesen Aspekt hin. (Jordan 1995). Das deutsche
Wort „Wehen" löst dagegen Suchprozesse und Erwartungen eher
in Richtung Schmerz aus. Viele Hebammen und Geburtshelfer benutzen daher lieber das Wort Uteruskontraktion, um die suggestive
Wirkung des Begriffes „Wehen" zu umgehen.

SPRACHE UND SUGGESTION

Häufig wird Hypnotherapeuten unterstellt, sie versuchten mit Hypnose zu manipulieren. Dabei wird die Tatsache übersehen, dass jedes Gespräch manipulative Elemente enthält. Sobald wir miteinander sprechen, wollen wir Wirkung beim anderen erzielen; und sei
es nur die, dass er/sie überhaupt zuhört. Befindet sich unser Gegenüber jedoch in einem Trancezustand, dann entfalten Suggestionen eine besondere Wirkung. Dies geschieht vor allem in einer Beziehung oder in Kontexten, die zu einer Einengung der Aufmerksamkeit führen. Dabei ist es nebensächlich, ob die Fokussierung
durch einen angenehmen oder unangenehmen Reiz ausgelöst wird.
Wenn also im Alltag schon eine starke Einengung der Aufmerksamkeit auf Sprache und Handlungen einer bedeutsamen anderen Person einen spontanen Trancezustand auslösen kann, dann hat der
Umgang mit Sprache und Suggestion eine besonders starke Rele-
vanz im medizinischen und geburtshilflichen Bereich.

Manche Menschen verfügen über die Fähigkeit, ihre Sprache
intuitiv auf konstruktive Weise einzusetzen. Dies geschah bzw. geschieht öfter in der traditionellen wie in der modernen Geburtshilfe
durch einfühlsame Hebammen oder Geburtshelferinnen. Vielleicht
haben diese Menschen aufgrund ihrer Erfahrung gelernt, dass sich
auf diese Weise sowohl die Beziehungen zu anderen Menschen als

auch die Ergebnisse ihrer Arbeit verbessern lassen. Sie werden meist von anderen als angenehm, unterstützend und wohltuend, als „sozial intelligent" eben, erlebt.

Sprache wirkt also auch ohne bewusste Absicht heilsam, sie kann aber auch Schaden verursachen. Deshalb müsste das Wissen um die Suggestivität der Sprache und den konstruktiven, hilfreichen Einsatz derselben zur Standardausbildung jeder Person gehören, die im medizinischen oder psychotherapeutischen Bereich arbeitet.

Wann immer Menschen miteinander sprechen, sind Suggestionen im Spiel, nur sind sie sich dessen nicht bewusst. Dies gilt bei ganz alltäglichen Situationen ebenso wie in speziellen Kontexten. Das können Rituale wie eine Hochzeit sein oder Übergangssituationen wie Schwangerschaft und Geburt. In diesem Zusammenhang treten häufig spontane Trancezustände auf.

ERHÖHTE SUGGESTIBILITÄT IN DER SCHWANGERSCHAFT UND BEI DER GEBURT

Spontane Trance während der Schwangerschaft

In der Schwangerschaft sind die meisten Frauen deutlich ängstlicher als sonst (Münch 1993, S. 385–392). Schwangere befinden sich aufgrund der umfassenden Veränderungen in einer Phase größerer Instabilität und achten vor allem bei dem Arzt, der Ärztin oder der Hebamme peinlich genau darauf, was und wie etwas gesagt wird.

Eine Schwangere mit einer potenziellen Risikoschwangerschaft wird eher besorgt auf die Ergebnisse einer Fruchtwasseruntersuchung warten und sehr sensibel auf die Mitteilung der Ergebnisse reagieren. Bei Ultraschalluntersuchungen kann es sein, dass die Schwangere ein Schweigen des Arztes auf bedrohliche Weise interpretiert, auch wenn das nicht beabsichtigt ist, weil die Sachlage keinen Anlass zur Besorgnis gibt. In solchen Momenten gewinnt die Sprache mit ihren versteckten Suggestionen und Bedeutungen (Implikationen) eine ganz besondere Brisanz.

Spontane Trance während der Geburt

Während der Geburt gehen Frauen auf natürliche Weise in Trance und reagieren suggestibler auf ihr Umfeld und anwesende Personen. In vielen Berichten wird auf das häufig auftretende Phänomen des Dämmerschlafs der Gebärenden im letzten Stadium der Geburt hingewiesen, wobei die Frau als vollkommen nach innen orientiert erscheint, aber trotzdem den Anweisungen der Hebamme oder der anwesenden Ärztin oder des Arztes Folge leisten kann. Daher ist es wichtig, dass das medizinische Personal und der werdende Vater um die erhöhte Suggestibilität und die Möglichkeit von spontanen Trancezuständen wissen und sich entsprechend verhalten.

Der Gynäkologe und Hypnotherapeut David Cheek übte heftige Kritik an uneinfühlsamen Vertretern des eigenen Berufsstandes, wenn diese sich keine Gedanken über die Wirkung ihrer Sprache und ihres Verhaltens machten. Diese Gedankenlosigkeit führe in manchen Fällen zu Komplikationen oder Problemen bzw. verstärke sie, anstatt zu deren Lösung beizutragen. Stattdessen regte Cheek an, die natürlichen Trancezustände und die erhöhte Suggestibilität aufseiten der Gebärenden positiv zu nutzen, um den natürlichen Geburtsverlauf zu fördern.

Kontextsuggestionen

Dies sind Suggestionen, die sich die Patientinnen aus der Umgebungssituation ableiten. Beispielsweise war im 17. Jahrhundert in ländlichen Gebieten das Erscheinen des Ehemannes während der Geburt erschreckend, weil die Gebärende wusste, dass er nur gerufen wurde, wenn ihr Leben oder das des Kindes bedroht war.

David Cheek betont in seinen Seminaren, wie wichtig es ist, sich während des Geburtsvorganges unter allen Umständen ruhig und gelassen zu bewegen und auch bei Notfällen ruhig zu sprechen, um der Gebärenden das Gefühl zu vermitteln, dass sie die Geburt gut überstehen wird.

Hypnotherapeuten können Trance und Sprache gezielt einsetzen oder nutzen, um gewünschte physiologische Prozesse anzuregen und zur Förderung von Heilprozessen beizutragen. Für die Gebärende ist es von großem Vorteil, wenn das medizinische Personal über die suggestive Wirkung der eigenen Sprache und deren potenzielle Wirkung auf die Körpervorgänge informiert ist. So kann verhindert werden, dass aus Unwissenheit Schaden angerichtet wird.

Auch in der Hypnotherapie ist ein guter Rapport die Grundlage der Behandlung, ebenso wie die Fähigkeit, eine positive Erwartungshaltung bezüglich des Erfolges der Behandlung aufzubauen. Gerade Erickson ist bekannt für eine Vielzahl von Methoden, wie indirekt hilfreiche Suggestionen in ein Gespräch eingestreut werden können. Vor allem in der modernen hypnotherapeutischen Schmerzbehandlung spielen diese indirekte Vorgehensweise und das Ablenken und Vergessen von Schmerzen eine wichtige Rolle.

Es soll hier nicht einer verklärenden nostalgischen Rückkehr zu den damaligen Formen der Geburt das Wort geredet werden. Niemand, auch nicht die Schwangeren, möchten heutzutage auf die vielen segensreichen Errungenschaften der Medizin und die Möglichkeiten einer modernen medizinischen Versorgung verzichten. Allerdings sind bei einer immer noch vorherrschenden einseitig medizinisch orientierten Versorgung der Schwangeren andere wichtige Aspekte, wie das Wissen um die große Bedeutung dieser Übergangszeit, zu sehr in den Hintergrund geraten. In dieser Hinsicht fühlen sich viele werdende Mütter und Väter allein gelassen. Es wäre deshalb wünschenswert, dass auf die psychosozialen Bedingungen mehr Augenmerk gelegt würde.

MODERNE GEBURTSRITUALE

Die Betreuung einer werdenden Mutter liegt hauptsächlich in der medizinischen Überwachung der Schwangerschaft, verbunden mit regelmäßigen Besuchen in der Arztpraxis. Für viele Schwangere kann der Eindruck entstehen, Schwangerschaft sei eine Art Krankheit und kein normales Geschehen, zumal die Entbindung meistens in einer Klinik stattfindet, was viele Frauen mit schwerer Krankheit oder Operation assoziieren.

Durch den Kontext Krankenhaus werden implizit Suggestionen wirksam, die nicht unbedingt förderlich für einen natürlichen Geburtsverlauf sind. Seit etwa zwanzig Jahren befindet sich die westliche Geburtskultur in einem starken Wandel. Die medizinische Funktionalität steht nicht mehr ausschließlich im Mittelpunkt, vielmehr rücken die Bedürfnisse der werdenden Eltern und des Neugeborenen stärker in den Vordergrund. Auch die Architektur ebenso wie die Einrichtung der Kreissäle ist ein Spiegel der jeweiligen Geburtskultur und sagt viel aus über den Grad der Wertschätzung der werdenden Eltern.

Es macht einen Unterschied für alle Beteiligten, ob der Kreissaal ein weiß gekachelter OP-Raum ist oder ob er einem wohnlichen

Zimmer gleicht. Ähnliches gilt für die Art der Kleidung des medizinischen Personals, die Präsenz der medizinischen Instrumente und der antiseptischen Gerüche.

Sobald eine Schwangere in die Klinik kommt, unterliegt sie einer bestimmten Prozedur, die rituellen Charakter hat. Die Schwangere wird aufgefordert, die Straßenkleider abzulegen, vielleicht zu baden, oft wird auch ein Einlauf gemacht. In vielen Fällen zieht sie einen OP-Kittel an. Wenn sie an den Wehenschreiber angeschlossen wird, kann sie sich nicht mehr frei bewegen. Diese ganze Prozedur fördert eine Regression und Unterwerfung unter die Krankenhausroutine und steigert die ängstliche Anspannung. Viele Schwangere erleben es so, als ob das medizinische Personal die Verantwortung für ihren Körper übernehmen würde, weil sie das Gefühl haben, die Situation nicht mehr kontrollieren zu können.

Wir wissen inzwischen, wie sehr Schmerzwahrnehmung durch psychologische Faktoren beeinflussbar ist, und vor allem, dass Schmerzen bei Angst stärker wahrgenommen werden. Im Krankenhauskontext kann es sein, dass die Schwangere das Schmerzempfinden bei der Uteruskontraktion eher als bedrohlichen Ausdruck pathologischen Geschehens interpretiert und nicht als Teil des normalen Geburtsverlaufes.

Das Bewusstsein für solche Kontextsuggestionen ist mittlerweile gestiegen. Anlässlich einer Hebammenfortbildung zum Thema Geburt und Hypnose hatte ich vor einiger Zeit die Gelegenheit, die wunderschön gestaltete Entbindungsstation im Darmstädter Alice-Hospital zu besichtigen. Seit der Umgestaltung sei die Zahl der Geburten deutlich angestiegen, berichtete die Hebamme, die sich maßgeblich für diese architektonischen Veränderungen eingesetzt hatte.

Beispiel: Anwendung von suggestiver Sprache und impliziter Trance bei der Geburt

Abgesehen von Kontextsuggestionen arbeiten heute immer noch viele Hebammen mit suggestiver Sprache, wie sie bereits von Louise Bourgeois und Madame Coudray in der traditionellen Geburtshilfe empfohlen wurde.

Eine gute Bekannte erzählte mir bei einem privaten Treffen, wie kürzlich eine Hebamme implizite Trance und suggestive Sprache bei der Geburt ihres zweiten Kindes eingesetzt hatte. Ich wusste bereits, dass die Geburt ihres ersten Kindes im Krankenhaus einer Großstadt eine traumatisierende Erfahrung war, bei der zudem das Kind leichte körperliche Beeinträchtigungen erlitten hatte. Ich war neugierig, zu erfahren, worin ihrer Meinung nach der Unterschied zur ersten negativen Erfahrung bestand.

Während der zweiten Schwangerschaft bemühte sich die Bekannte, die in eine Kleinstadt umgezogen war, intensiv um die Betreuung durch eine gute Hebamme, die auch später die Entbindung in der Klinik betreuen sollte. Von mehreren Müttern wurde ihr vor allem eine erfahrene ältere Landhebamme empfohlen.

Die Schwangerschaft sei angenehm verlaufen, wobei die ruhige und kompetente Art der Hebamme ihr sehr viel Sicherheit gegeben und ihr die Angst vor der Geburt genommen habe. Die Zeit nach den ersten Wehen sei sehr schnell „rumgegangen", und bis kurz vor Abfahrt in die Klinik habe sie noch verschiedene kleine Handgriffe im Haushalt erledigt. Es sei alles natürlich und selbstverständlich gewesen. Die Hebamme habe ihr eine spannende Geschichte nach der anderen von Frauen erzählt, die bei ihr sehr leicht und relativ schnell entbunden hatten. Die ganze Zeit habe sie sich in Anwesenheit ihrer Hebamme völlig sicher gefühlt. Vor dem Weg in die Klinik habe diese ihr noch empfohlen, ein Bad zu nehmen. Vor und während der Geburt habe sie die ganze Zeit vollstes Vertrauen in ihren Körper gehabt, was sie eindeutig mit der ruhigen und kompetenten Ausstrahlung der Hebamme in Zusammenhang brachte. Die Hebamme äußerte immer wieder eine unerschütterliche Zuversicht, dass sie dieses Mal eine einfache und rasche Geburt haben würde. So wurde das Kind im Krankenhaus innerhalb von zwei Stunden geboren. Meine Bekannte war sich sicher, dass diese Hebamme sich im Kreissaal jederzeit Respekt verschaffen könne, so dass es niemand wagen würde, an ihr „herumzustümpern", so wie sie es bei der ersten Geburt empfunden hatte.

Meine Bekannte sagte, im Nachhinein habe sie fast das Gefühl gehabt, dass die Hebamme diese Geschichten von den leichten Geburten nur erzählt habe, um sie geschickt von den Wehen abzulenken. Die Hebamme habe auch eine wichtige Schutzfunktion übernommen, als sie sich während der Phase der Geburt und auch später im Krankenhaus sehr verletzlich gefühlt habe.

Kommentar aus hypnotherapeutischer Sicht

Für Hypnotherapeuten sind bei dieser Schilderung unschwer wichtige Elemente hypnotherapeutischen Vorgehens zu erkennen. Eine gute Beziehung (Rapport) mit einem großen Vertrauen in die Kompetenz der Hebamme bestand von Anfang an, zunächst noch unterstützt durch die positiven Empfehlungen anderer Frauen, dann aber auch durch die eigene positive Erfahrung.

Die Bekannte fühlte sich sicher, geschützt und angstfrei in Gegenwart dieser Hebamme. Die Geschichten der Hebamme fokussierten die Aufmerksamkeit der Gebärenden während der Eröffnungsphase und enthielten zugleich versteckte, eingestreute Suggestionen für eine erfolgreiche, rasche und gute Geburt.

In der Erickson'schen Hypnotherapie würde man vielleicht sagen, die Hebamme habe eine indirekte Suggestionsstrategie mit Stellvertreter- und Einstreutechnik genutzt. Außerdem gelang es ihr, die Aufmerksamkeit der Schwangeren mit den Geschichten so zu fesseln, dass diese ihre Schmerzen teilweise „vergessen" konnte. Das entspricht sowohl einer alten als auch modernen Technik der Hypnoanalgesie.

5. Psychologische Geburtsvorbereitung/ Psychosomatische Geburtshilfe

Schmerzkontrolle als zentrales Anliegen in der Geburtshilfe

Ein zentrales Anliegen in der Geburtshilfe ist seit alters die Reduktion oder gar Ausschaltung des Geburtsschmerzes sowie der für Mutter und Kind sichere Ablauf der Geburt. Die Mittel, diese Ziele zu erreichen, variieren kulturell und historisch, sie sind in unserer Zeit aber auch eng mit der Entwicklung des psychologischen und medizinischen Wissens verbunden.

Während der letzten Jahrzehnte hat die psychosomatische Forschung große Fortschritte gemacht. Das Wissen um die Wirkung psychologischer Faktoren auf das Körpergeschehen, vor allem aber auf das Schmerzempfinden, fand vermehrt Eingang in die Geburtshilfe. Dies veränderte die Geburtskultur in den westlichen Ländern in den letzten dreißig Jahren in hohem Maße.

Zur Zeit stehen drei Möglichkeiten zur Verfügung, um Schmerzen zu reduzieren:

1. die chemische Analgesie oder Anästhesie
2. psychologische Methoden zur Geburtserleichterung
3. eine Kombination von beiden.

Die chemische Analgesie oder Anästhesie

Die Narkose wurde in der Mitte des vorletzten Jahrhunderts entwickelt, diese Möglichkeit der Schmerzverringerung wurde relativ schnell auch in der geburtshilflichen Praxis verwendet. Es zeigten sich jedoch schon bald gravierende Nachteile. Die Mortalitätsrate der Mütter stieg stark an, und ein großer Prozentsatz von Hirnschädigungen trat bei den Neugeborenen auf. J. Herron nannte 1956

74

die Anästhesie den „Töter in der Geburtshilfe", da zwischen 1949 und 1952 in Philadelphia 12 % der Todesfälle während der Geburt auf das Konto der pharmakologischen Anästhesie verbucht werden mussten (Chertok u. Langen 1968, S. 12).

Heute wird die narkotische Anästhesie in der Geburtshilfe nur noch in besonderen Fällen angewendet. Dazu kommt, dass die Mütter nach einer narkotischen Entbindung eine Amnesie haben und sich oft um das Geburtserlebnis betrogen fühlen (vgl. Chertok u. Langen 1968).

Psychologische Methoden zur Geburtserleichterung

Die Probleme mit der Narkose mögen einer der Hauptgründe gewesen sein, warum die Methoden der psychologischen Geburtserleichterung weltweit große Akzeptanz und Verbreitung fanden. Methoden, die auf mentalem Weg und mit wenig bzw. ohne Medikamente eine Schmerzreduktion bewirken können, sind für Mutter und Kind viel besser geeignet.

Heutzutage existieren hauptsächlich drei Methoden zur psychologischen Geburtserleichterung, die das Ziel haben, den werdenden Müttern auch ohne Medikamente eine möglichst schmerzfreie Geburt zu ermöglichen:

1. die hypnotische Geburtsvorbereitung
2. die Grantley-Dick-Read-Methode der „natürlichen Geburt"
3. die „Lamaze"-Methode der Psychoprophylaxe

Die drei Methoden betonen, dass Schwangerschaft und Geburt natürliche, normale und auch beglückende Erfahrungen sein können, zumal die meisten werdenden Mütter jung und gesund sind. Es ist eher die Ausnahme, dass bei Komplikationen eine medizinische Intervention, wie z. B. ein Kaiserschnitt, nötig wird (vgl. Hilgard a. Hilgard 1983, S. 103–119).

1. Die hypnotische Geburtsvorbereitung

Die Hypnose ist die älteste Methode der psychologischen Geburtserleichterung und äußerst effizient. Leider konnte sie sich bislang in der Geburtsvorbereitung und Geburtshilfe noch nicht so verbreiten, wie es aufgrund ihrer wissenschaftlich nachgewiesenen Effizienz wünschenswert wäre. Den beiden anderen Methoden gelang es, den Blickwinkel der breiten Öffentlichkeit auf die Bedeutung der psychischen und emotionalen Befindlichkeit der Schwangeren zu lenken. Jede dieser Methoden zieht die allgemeine Vorstellung in Zweifel, dass eine Geburt mit ausgeprägten Schmerzen verbunden sein müsse.

2. „Natürliche Geburt" nach Grantley Dick-Read

Über Jahrhunderte hinweg wirkte der Satz aus der Bibel, „dass Eva unter Schmerzen Kinder gebären solle", und prägte die Erwartung der Frauen, so dass es fast ein Sakrileg bedeutete, wenn eine Frau bei der Geburt ihres Kindes keine Schmerzen erlitt. Dick-Read wandte sich vor allem gegen diese kulturell geprägte Erwartungshaltung, die sicherlich zu ängstlicher Erwartung und Anspannung der Schwangeren führe, wodurch die Geburt erst recht schmerzhaft werde. Dick-Read ging zunächst fälschlicherweise davon aus, dass Frauen in so genannten „primitiven", ursprünglichen Kulturen schmerzfrei gebären könnten, weil sie natürlicher lebten. Ethnomedizinische Beobachtungen weisen wohl darauf hin, dass sich in allen Kulturen Beispiele für schmerzfreie Geburten finden lassen, aber diese Beobachtungen können täuschen, denn das Verhalten und die Schmerzäußerungen von Frauen während der Geburt sind kulturabhängig. Wird beispielsweise das Äußern von Schmerz kulturell verachtet, kann es sein, dass eine Frau zwar Schmerz empfindet, aber äußerlich vollkommen ruhig erscheint. Im Gegensatz dazu war etwa in der ländlichen traditionellen Geburtskultur Frankreich das Schreien bei der Geburt erwünscht.

Dick-Read ging davon aus, dass eine Veränderung der Erwartungshaltung bei der Schwangeren zu weniger Schmerz bei der Entbindung führen würde. Sein Hauptvorgehen bei der Geburtsvorbereitung war daher zunächst eine umfassende Aufklärung der Schwangeren über den physiologischen Ablauf der Geburt und die psychologischen Zusammenhänge von Angst, Anspannung und Schmerzempfinden. Der nächste Schritt bestand darin, dass die Schwangeren Methoden erlernten, die gezielt angewendet während der Geburt eine tiefe mentale und körperliche Entspannung auslösen konnten. Dazu gehörten auch gymnastische Übungen.

3. Velvovsky, Lamaze und die Psychoprophylaxe

Der russische Arzt I. Z. Velvovsky entwickelte zu Beginn des letzten Jahrhunderts die Methode der Psychoprophylaxe zur Geburtserleichterung, wobei er Pawlows Lehre von den bedingten Reflexen berücksichtigte. Im Wesentlichen wird bei der Psychoprophylaxe versucht zu verhindern, dass die Uteruskontraktionen automatisch zum Auslöser für Schmerzempfinden werden. Stattdessen sollen die Kapazitäten der Hirnrinde so mit anderen positiven Reizen ausgelastet werden, dass bei Beginn der Kontraktionen kein Raum mehr für Schmerzempfinden bleibt. Velvovsky wollte, dass die Frauen schon während der Schwangerschaft im Gehirn ein so genanntes mentales „Geburtszentrum" anlegen. Darauf sollte die Schwangere bei Beginn der Kontraktionen reflexhaft zurückgreifen können, statt sich mit Schmerzen zu beschäftigen. So sollte sie prophylaktisch dem Schmerzempfinden zuvorkommen (Psychoprophylaxe).

Zu dem mentalen Geburtszentrum gehören Kenntnisse über den natürlichen physiologischen Ablauf der Geburt, Gedanken intensiver Vorfreude auf das Kind und die positive Bewertung der Kontraktionen, die Stück für Stück erfolgreich die Geburt voranbringen. Auch in dieser Methode spielt das Erlernen von tiefer Entspannung und Atemtechniken, welche die Frau aktiv bei der Geburt einsetzen kann, eine wichtige Rolle.

Velvovskys Methode der Psychoprophylaxe wurde im Westen durch Fernand Lamaze bekannt gemacht und deshalb hier auch nach ihm benannt.

Vorteile der „natürlichen Geburt" und der „Psychoprophylaxe"

Der große Vorteil dieser psychologischen Geburtsvorbereitungsmethoden besteht in ihrer zeitlichen und finanziellen Ökonomie, denn sie können mit Gruppen von Schwangeren eingeübt werden. Darüber hinaus kann die Schwangere während des Geburtsprozesses eine aktive, gestaltende Rolle übernehmen und die gelernten Methoden weitgehend selbstständig anwenden. Beide Methoden erzielen gute Ergebnisse bei der Schmerzerleichterung und führen dazu, dass die Einnahme von Medikamenten deutlich reduziert werden kann. Nicht zuletzt können die Schwangeren dadurch selbst aktiv zu ihrem Wohlbefinden beitragen und die Geburt ihres Kindes bewusst erleben. Ein anderer positiver Effekt ist die Entlastung des medizinischen Personals.

Hypnotische Elemente bei Dick-Read und Lamaze

Obwohl Dick-Read und Lamaze immer wieder bestritten, Hypnose anzuwenden, enthalten ihre Methoden eindeutig selbsthypnotische Elemente. Wahrscheinlich scheuten sie sich, das Wort Hypnose zu verwenden, weil sie dann auch gegen die vielen Vorurteile hätten ankämpfen müssen, was die Akzeptanz ihrer Methoden vielleicht beeinträchtigt hätte. Vor allem die Technik des bewusst tiefen Atmens bewirkt eine Fokussierung der Aufmerksamkeit und fördert die rasche Entwicklung eines Trancezustandes. Tiefes Atmen bewirkt auch eine physiologische Entspannungsreaktion, die in der Regel der Ausgangspunkt bei der Entwicklung einer selbsthypnotischen Trance ist (vgl. Alman u. Lambrou 1995).

FREDERIC LEBOYER UND DIE „SANFTE GEBURT"

Einen großen Einfluss auf die anfänglich erwähnte Veränderung in der Geburtskultur der modernen westlichen Gesellschaften hatten die Ideen Frederic Leboyers zur „Geburt ohne Gewalt" bzw. „sanften Geburt" (Leboye 1986). Er erreichte durch seine Schriften weltweit eine große Sensibilisierung für die Bedürfnisse von Neugeborenen. Frederic Leboyer und den amerikanischen Neonatalforschern P. Klaus, M. Klaus und J. Kennell ist es im Wesentlichen zu verdanken, dass heutzutage auch die emotionalen Bedürfnisse des Neugeborenen mehr Beachtung finden. So wurde die Aufmerksamkeit von der Mutter auf das Kind und die sensible Bindungsphase direkt nach der Geburt ausgedehnt. Das Baby wird nach der Geburt in der Regel auf den Bauch der Mutter gelegt, die Nabelschnur darf auspulsieren. Um die Mutter-Kind-Bindung zu fördern, darf die junge Mutter das Neugeborene gleich nach der Geburt anlegen. Der Vater kann anschließend das Baby auf den Arm nehmen und baden. Das Baby bleibt auf Wunsch im Zimmer der Mutter, die es selbst versorgen kann. Auch das Stillen wird wieder mehr gefördert, denn erwiesenermaßen ist keine andere Nahrung für ein Neugeborenes so optimal wie Muttermilch.

Die Anwendung der Hypnose zur Geburtsvorbereitung entwickelte sich vom Mesmerismus zur Suggestionstheorie und von der Fremdhypnose zur Selbsthypnose (vgl. Chertok u. Langen 1968). Beim Einsatz in der Geburtshilfe wird Selbsthypnose gegenüber der Fremdhypnose vorgezogen, da auf die Anwesenheit eines Hypnotherapeuten verzichtet werden kann. Selbsthypnose hilft zudem allen Beteiligten, Zeit und Kosten zu sparen, weil sie in einer Gruppe erlernt wird. Überdies werden damit genauso gute Ergebnisse erzielt wie bei der Fremdhypnose.

In der heutigen Zeit genießt die Hypnose und Hypnotherapie, vor allem dank M. Erickson, weltweit ein hohes Ansehen und wissenschaftliche Anerkennung. Zahlreiche vergleichende wissenschaftliche Studien zeigen, dass die hypnotische Geburtsvorbereitung in der Effektivität oft noch die Vorteile der anderen psychologischen Vorbereitungsmethoden übertrifft (Münch 1993, S. 385–392).

Die folgende Darstellung der Vorteile der hypnotischen Geburtsvorbereitung ist eine Zusammenfassung aus Artikeln verschiedener Fachautoren, z. B. von Hartland, Secter, Chiasson, Hilgard, Münch und Erickson.

Vorteile einer hypnotischen Geburtsvorbereitung

Hartland (1971) ist der Meinung, dass Hypnose zu Recht als das ideale Anästhetikum in der Geburtshilfe bezeichnet wird, weil sie besser als jedes chemische Anästhetikum folgende Kriterien erfüllt:

1. Sie ist in der Lage, Schmerz auszuschalten.
2. Sie beeinträchtigt den normalen Geburtsprozess nicht.
3. Sie beeinträchtigt die Atmung und die Blutzirkulation des Kindes nicht.

Die genannten Autoren stimmen darin überein, dass die Geburtsvorbereitung mit Hypnose, meist in Form eines Selbsthypnosetrainings, zahlreiche Vorteile hat (vgl. die folgende Aufstellung).

Vorteile der Geburtsvorbereitung mit Hypnose

1. **Hypnotische Vorbereitung braucht wenig Zeit.**
   Die Fachkräfte, die die hypnotische Geburtsvorbereitung mit den
   Schwangeren eingeübt haben, müssen – entgegen früheren Annah-
   men – bei der Geburt nicht selbst anwesend sein. Die Schwangeren
   können vielmehr den Einsatz von Selbsthypnose entsprechend ihren
   eigenen Bedürfnissen steuern.

2. **Hypnose steigert in hohem Maße die Entspannungsfähigkeit.**
   In der Trance wird die Patientin eher bereit sein zu akzeptieren, dass
   Schmerzen und Anspannung verschwinden können, weil sie sich tief
   entspannen kann, was die Geburt leichter macht. Sie kann lernen,
   mehr Kontrolle über ihre Körperfunktionen zu entwickeln.

3. **Hypnose reduziert den Einsatz chemischer Anästhesie.**
   Dadurch fällt eine Belastung des Atmungs- und Kreislaufsystems bei
   Mutter und Kind weg.

4. **Hypnose bewirkt üblicherweise eine Verkürzung der Eröffnungsphase.**
   Abramson und Heron berichten über eine durchschnittliche Verkürzung der Eröffnungsphase um 20 % bei Frauen mit hypnotischer
   Geburtsvorbereitung (vgl. Chertok u. Langen 1968, S. 36). Bei
   Frauen, die zum ersten Mal entbinden, wird die Geburt in der Regel
   um bis zu zwei Stunden verkürzt.

5. **Geringere Ermüdung bei der Geburt.**
   Die Gebärende wird weniger schnell ermüden, wenn sie Hypnose
   einsetzt, denn die Widerstandskraft bei körperlicher Anstrengung ist
   in Trance erhöht.

6. **Hypnose reduziert das Risiko eines Geburtsschocks,**
   weil die Gebärende im ersten Stadium der Geburt nicht so erschöpft
   ist. Sie kann in Hypnose essen, trinken, schlafen und aufmerksam
   mit dem Arzt und der Hebamme kooperieren, auch wenn die
   Kontraktionen stark sind.

7. **Keine Beeinträchtigung der uterinen Aktivität.**
   Hypnose beeinträchtigt in keiner Weise den normalen Geburtsvorgang. Anästhetika, Schmerzmittel und Sedativa wirken sich unter-
   drückend auf Uteruskontraktionen aus, verlängern die Wehen und
   können somit für die Frau eine große Belastung darstellen. Selbst
   wenn durch den Einsatz von Hypnose eine geringere Dosierung
   dieser Mittel erreicht wird, ist das schon ein Vorteil.

8. **Kein Anstieg operativer Eingriffe mit Hypnose.**
   Im Gegensatz zum Einsatz von chemischer Anästhesie fällt dadurch
   eine weitere Gefahr für Mutter und Kind weg.

9. **Deutliche, zum Teil vollständige Schmerzreduktion.**
In den leichten und mittleren Trancestadien wird durch die Lösung des Angst-Anspannung-Schmerz-Syndroms eine erhöhte Schmerzresistenz erreicht und durch die Fähigkeit ersetzt, sich körperlich und mental völlig zu entspannen. Sogar im zweiten Stadium der Geburt, wenn die Kontraktionen noch häufiger und stärker werden, können Schwangere, die gelernt haben, tiefes rhythmisches Atmen mit Suggestionen für zunehmende Entspannung zu verbinden, Schmerzen vermindern, wenn nicht sogar ganz ausschalten. Nur wenn der Kopf des Neugeborenen sich weiter nach unten senkt und schließlich durchtritt, kommt es aufgrund der Dehnung des Perineums zu Schmerzempfindungen.

10. **Die Gebärende, die Hypnose anwendet, kann hervorragend kooperieren.**
Vor allem im letzten Stadium, kurz bevor der Kopf des Kindes austritt, werden die Kontraktionen noch stärker und so häufig, dass die Frauen kaum noch dem Drang zu pressen widerstehen können. Dadurch kann sich das Perineum nicht langsam genug dehnen und reißt häufig. Eine Frau, die hypnotisch vorbereitet ist, kann in der Regel sehr viel besser das Pressen auf Anweisung der Hebamme regulieren.

11. **Die Gebärende kann aktiv mitarbeiten.**
Eine Frau, die Hypnose anwendet, fühlt sich in der Regel viel wohler, sie ist aktiv am Geschehen beteiligt und nicht die ganze Zeit auf die Hebamme oder den Arzt angewiesen.

12. **Ausstoßung der Plazenta.**
Das dritte Stadium der Geburt und die Ausstoßung der Plazenta wird unter Hypnose nicht beeinträchtigt. Forschungsergebnisse weisen darauf hin, dass der Blutverlust nach Ausstoßung der Plazenta verringert ist.

13. **Die Erholungsphase nach einer Geburt mit Hypnose verläuft in der Regel schneller und ohne Zwischenfälle.**
Die meisten Frauen, die mit Hypnose entbunden haben, fühlen sich nach der Geburt erstaunlich fit und wenig erschöpft. Die Tatsache, dass sie sofort nach der Geburt ihre Beine frei bewegen können und so ihre Muskeln wieder trainiert werden können, mindert die Gefahr einer Thrombose. Es scheint auch sonst weniger Komplikationen zu geben.

14. **Der Milchfluss kann über Hypnose angeregt und das Stillen erleichtert werden.**
Dies verwundert nicht, da die Störanfälligkeit des Stillverhaltens durch bewusste oder unbewusste emotionale Probleme bekannt ist.

Oft sagen Frauen, die mit hypnotischer Vorbereitung entbunden haben, dass sie sich nach dieser Geburtserfahrung ohne Ängste auf eine weitere Schwangerschaft freuen. Der Einsatz von Hypnose führt in jedem Fall zu einer Schmerzreduktion und damit zur Verringerung der benötigten Schmerzmittel. Eine kleinere Gruppe von Gebärenden kann unter Umständen sogar schmerzfrei entbinden.

Bedenken gegen den Einsatz von Hypnose/Selbsthypnose

Die hauptsächlichen Argumente gegen den Einsatz von Hypnose in der Geburtsvorbereitung sind der angeblich hohe Zeitaufwand zur hypnotischen Vorbereitung der Schwangeren und der nicht genau voraussagbare Grad an Schmerzkontrolle. Diese Argumente können allerdings heute allesamt entkräftet werden.

Hartland geht davon aus, dass eine Schwangere, welche die richtige psychologische Vorbereitung auf die Geburt erhalten hat, während der Geburt nicht einmal direkte hypnotisch induzierte Anästhesie braucht. Meist sind Schwangere jüngere Frauen, deren Hypnotisierbarkeit größer ist. Auch aufgrund ihrer hohen Motivation können sie normalerweise eine ausreichende Tiefe bei der Schmerzkontrolle erreichen.

Abramson und Heron wollen bei der hypnotischen Geburtsvorbereitung erreichen, dass irrige Vorstellungen über die Geburt durch Gegensuggestionen ersetzt werden und die Schwangeren Selbsthypnose und Entspannung lernen. Ihrer Meinung nach ist die Induktion von hypnotischer Anästhesie nicht unbedingt nötig, weil durch die Entspannung sowieso die Schmerzschwelle gehoben wird (vgl. Hartland 1971, pp 305–325).

Widerstand auf Seiten des medizinischen Personals entsteht oft aufgrund von Unwissenheit, fehlender hypnotherapeutischer Sachkenntnis oder Vorurteilen und mündet häufig in einen Mangel an Kooperation mit der Gebärenden, die Selbsthypnose anwendet.

Mangel an Wissen über hypnotische Geburtsvorbereitung beim medizinischen Personal kann dazu führen, dass eine Gebärende während ihrer selbsthypnotischen Trance durch eine bestimmte Form von Fragen unterbrochen wird. Die Frage „Haben sie Schmerzen?" unterbricht oft die Trance und lässt die Schmerzen wieder spürbar werden, denn um auf diese Frage zu reagieren, muss sich die Schwangere auf das Schmerzempfinden konzentrieren. Jede Person im Kreissaal, die aus irgendwelchen Gründen gegen Hypnose eingestellt ist, kann die Gebärende irritieren oder sie unnötigerweise zu viel ansprechen und dadurch aus ihrer selbsthypnotischen Trance bringen. Aber selbst auf solche Störungen kann die Schwangere vorbereitet werden, indem sie lernt, sich gegen negative Suggestionen und Störungen zu immunisieren.

Der Schwangeren bleibt überlassen, ob sie zusätzlich noch ein Schmerzmedikament einnehmen möchte oder gut ausschließlich mit Hypnose zurechtkommt. Es ist völlig in Ordnung, wenn sie ein Medikament verlangt, mit Hypnose wird sie auf jeden Fall weniger davon brauchen. Nicht nur eine Anästhesie oder Analgesie sollte bei dem Selbsthypnosetraining im Vordergrund stehen, vielmehr sollten die positive Erwartung einer guten Geburt und das Vertrauen der Schwangeren in ihren eigenen Körper und ihre Fähigkeiten gefördert werden.

Übereinstimmung herrscht bei allen Fachautoren, dass die heute übliche Form des Selbsthypnosetrainings von Schwangeren in Gruppen, aber auch die Einzelvorbereitung mit Selbsthypnose gut zu Hause geübt werden kann und daher nicht viel Zeitaufwand erfordert. Alle Autoren sind der Meinung, dass es keinerlei Nachteile beim Einsatz von Hypnose/Selbsthypnose zur Geburtsvorbereitung gibt.

HYPNOSE IM VERGLEICH MIT ANDEREN METHODEN DER PSYCHOLOGISCHEN GEBURTSVORBEREITUNG

Franz Münch veröffentlichte 1993 in dem Handbuch *Klinische Hypnose* (Revenstorf 1993) einen Artikel zum Thema „Hypnose in der Geburtshilfe". Darin werden in einem Überblick die Ergebnisse verschiedener wissenschaftlicher, vor allem US-amerikanischer Studien aus den letzten 40 Jahren zur Effektivität von Hypnose in der Geburtsvorbereitung dargestellt.

Diese Untersuchungen bestätigen ebenfalls die bereits oben aufgelisteten Vorteile der Hypnose. Münch zitiert eine Studie von Davidson aus dem Jahre 1962, in der drei Gruppen von Müttern verglichen werden. Neben der Kontrollgruppe gab es eine Gruppe von Frauen, die Selbsthypnose zur Geburtsvorbereitung gelernt hatten, die dritte wendete Entspannungsübungen nach Dick-Read an.

„Dabei kam es bei der Selbsthypnosegruppe zu einer signifikanten Verkürzung der Eröffnungsphase (Stadium 1 der Geburt). Darüber hinaus konnte diese Gruppe auch die Wehenschmerzen wirksam verringern. Auch zeigte die Studie, dass über die Hälfte der Experimentalgruppe keinerlei Schmerzmittel benötigte, wogegen bei den beiden Kontrollgruppen fast alle (98 %) nach Schmerzmitteln verlangten" (Münch 1993, S 386).

Münch erwähnt zudem eine Übersichtsarbeit von Davenport-Slack aus dem Jahr 1975, die zum Schluss kommt, *„dass die Anwendung der Hypnose zur Geburtsvorbereitung in größerer Ruhe, geringerem Medikamentenverbrauch und einem angenehmeren Geburtserlebnis resultiert"* (Münch 1993, S 386). Charles et al. (1978) und Velvovsky (1972) kommen Münch zufolge zu demselben Ergebnis. Münch selbst fasst zusammen, *„dass die hypnotherapeutische Geburtsvorbereitung zu einem geringeren Bedarf an Schmerzmitteln und zu einem insgesamt positiveren Geburtserlebnis führt"*. Und: *„Hinsichtlich des Schmerzerlebens bei der Geburt scheint die Hypnose, wie auch die Selbsthypnose, den anderen psychologischen Geburtsvorbereitungen überlegen zu sein"* (a. a. O., S. 386).

84

6. Der hypnotherapeutische Ansatz Milton H. Ericksons

Milton H. Erickson gilt in internationalen Fachkreisen der Psychotherapie heute als einer der innovativsten Forscher und Praktiker. Er entwickelte neue Prinzipien zur Anwendung der Hypnose im Rahmen der psychotherapeutischen und somatischen Behandlung und erreichte oft in kürzester Zeit mit seinem ungewöhnlichen Vorgehen eine hohe Erfolgsquote.

In den dreißiger Jahren des letzten Jahrhunderts begannen Wissenschaftler an einigen Universitäten in den USA mit der experimentellen Erforschung hypnotischer Phänomene im Rahmen der Verhaltensforschung. Dabei versuchte man unter anderem, die Hypnotisierbarkeit von Personen durch standardisierte Hypnoseinduktionen zu erfassen. Einer dieser Forscher, Clark L. Hull, arbeitete als Professor an der University of Wisconsin, an der auch Erickson sein Psychologiestudium begann.

In den letzten Jahrzehnten des 20. Jahrhunderts kam es vor allem durch Ericksons Pionierarbeit zu einer enormen Weiterentwicklung auf dem Gebiet der Hypnoseforschung. Erickson gründete die amerikanische Gesellschaft für klinische Hypnose und gab in den siebziger Jahren das „American Journal of Clinical Hypnosis" heraus. Zudem gibt es zahlreiche einschlägige Veröffentlichungen von ihm und über ihn. Zahlreiche wissenschaftliche Studien konnten die Effektivität der Hypnotherapie nachweisen. Die Anwendung seines hypnotherapeutischen Verfahrens in der Medizin und Psychotherapie findet sich inzwischen weltweit.

WER WAR MILTON H. ERICKSON?

Der amerikanische Arzt und Psychiater Milton H. Erickson lebte von 1901 bis 1980. Er wuchs zusammen mit seinen Geschwistern auf der elterlichen Farm in Wisconsin auf. Milton H. Erickson hatte während seines ganzen Lebens mit schweren und leichteren körperlichen Behinderungen zu kämpfen. Schon als Kind war er tontaub, begann erst mit vier Jahren zu sprechen, war partiell farbenblind und konnte nur die Farbe Violett gut erkennen. Er litt unter Dyslexie, die ihm in der Schule das Schreibenlernen erschwerte. Mit 17 Jahren erkrankte er erstmals lebensbedrohlich an Polio, die Ärzte räumten ihm keine Überlebenschancen mehr ein. Nach der überstandenen akuten Phase war Erickson bis auf einige Gesichtsmuskeln vollständig gelähmt (vgl. Gerl 1998). Er war entschlossen, wieder laufen zu lernen, und das schaffte er auch. Angeschnallt im Schaukelstuhl stellte er sich immer wieder vor, wie es sich anfühlte, als er noch laufen konnte. Nach und nach gelang es ihm tatsächlich, seinen Körper Stück für Stück zu bewegen, und ein Jahr später konnte er wieder an Krücken gehen. Anstatt zu resignieren, entwickelte Erickson einen ungeheuren Pioniergeist, der auch seine spätere Arbeit prägte. Probleme sah er immer als Herausforderungen an, die es zu überwinden oder zu lösen galt, um sich dadurch weiterzuentwickeln.

In den dreißiger Jahren studierte Erickson Medizin und Psychologie an der Universität Wisconsin. Einer seiner Lehrer war Clark L. Hull, ein bekannter Verhaltensforscher, der sich wissenschaftlich mit der Erforschung der Hypnose beschäftigte. Bald begann auch Erickson, sich intensiv für die Hypnose zu interessieren, und wurde noch als Student dafür bekannt, dass er gern bei jeder Gelegenheit mit Trance und hypnotischen Phänomenen experimentierte (vgl. Havens 1996). Seine Vorstellungen über Hypnose waren schon damals viel komplexer als in der gängigen Forschung. Für ihn war die vorherrschende Sichtweise der Wissenschaftler auf dieses Bewusstseinsphänomen zu sehr vereinfachend, weshalb er ihre daraus resultierende Herangehensweise an die Erforschung hypnotischer Phänomene ablehnte. Etwa 1940 fand Erickson seinen eigenen hypnotherapeutischen Ansatz, der auf die subjektive Realität des einzelnen Patienten zugeschnitten war.

Er entwickelte folgende Definition von Hypnose:

„Hypnose ist ein Bewußtseinszustand, kein Zustand der Bewußtlosigkeit oder des Schlafes, sondern ein Bewußtseins- oder Bewußtheitszustand, in dem es eine deutliche Empfänglichkeit für Ideen und Erkenntnisse sowie eine verstärkte Bereitschaft gibt, entweder positiv oder negativ auf diese Ideen zu reagieren. Dieser Zustand rührt aus inneren Prozessen und Abläufen des Patienten her. Der Hypnotiseur ist ganz einfach jemand, der dem Patienten intelligente Ratschläge und Instruktionen erteilen kann, um in ihm die Verhaltensreaktionen hervorzurufen, die der Situation am besten entsprechen. Hypnose ist kein mystisches Verfahren, sondern vielmehr die systematische Nutzbarmachung von Erfahrungslernen – d. h. all des Gelernten, das man sich im Leben angeeignet hat" (Erickson 1998, S. 294).

Im Laufe der Zeit kam Erickson zu der Einsicht, dass Hypnose sowohl ein spezifischer Zustand als auch das Ergebnis von Kooperation ist. Um eine gute Kooperation für die Hypnose zu entwickeln, ist es notwendig, eine positive Klient-Therapeut-Beziehung herzustellen (vgl. Havens 1996).

Erickson lebte das, was er sagte, und war daher ein glaubwürdiges Modell für seine Patienten und Schüler. Trotz seiner körperlichen Beeinträchtigungen aufgrund seiner früheren Erkrankungen, verfügte Erickson über einen spielerischen Humor, eine unbändige Neugier, Lern- und Entdeckerfreude, ein sehr stabiles und ausgeprägtes Selbstbewusstsein, das auf dem unbedingten Vertrauen in seine eigenen inneren Fähigkeiten, auch die seines Unbewussten, beruhte. Erickson legte großen Wert darauf, dass sowohl er selbst als auch seine Patienten lernten, sich auf vielen verschiedenen Ebenen am Leben zu freuen. Erickson sagte einmal, dass er durch die Bewältigung seiner Erkrankungen und Beeinträchtigungen ein unerschütterliches Vertrauen in die Fähigkeiten seines Unbewussten zur Heilung gewonnen habe. Seine Lebenserfahrungen bildeten den Hintergrund für seinen ungewöhnlichen und kreativen Ansatz, mit Hypnose in der Therapie zu arbeiten.

Erickson dachte immer ganzheitlich und in Kontexten. Er beachtete stets den familiären, kulturellen und persönlichen Lernhintergrund seiner Patienten in seiner therapeutischen Herangehensweise. Er hatte großen Respekt vor den natürlichen Lebenszyklen mit ihren jeweiligen Aufgaben und Herausforderungen. In wichtigen biografischen Veränderungen sah er ein großes Potenzial für das

Wachstum und die Entwicklung von Menschen. Zu diesen Übergangssituationen zählen unter anderem Pubertät, Heirat und Elternschaft.

Erickson suchte und fand Polaritäten und Muster, um menschliches Verhalten zu verstehen. Man sagt im Volksmund: „Wo viel Schatten ist, ist auch viel Licht." Erickson wusste ebenfalls, dass, wo Unsicherheit, Schmerzen und Ängste existieren, auch das genaue Gegenteil möglich ist, nämlich Wohlbefinden, Sicherheit und Zuversicht.

ERICKSONS HYPNOTHERAPEUTISCHE PRINZIPIEN UND INSTRUMENTARIEN

Respekt vor der Einzigartigkeit der Klienten
Erickson war überzeugt davon, dass eine Therapie nur wirksam sein könne, wenn sie in hohem Maße der Individualität der Patienten und ihren Bedürfnissen gerecht wird. Deshalb muss der Therapeut versuchen, die Sprache seiner Patienten zu sprechen und ihnen im Rahmen ihres jeweiligen Weltbilds zu begegnen. In diesem Zusammenhang wird Erickson oft mit dem Satz zitiert: „Spanne deine Patienten nicht auf das Prokrustes-Bett deiner eigenen Wertvorstellungen und Theorien."

Orientierung an Stärken und Fähigkeiten der Klienten
Erickson konzentrierte sich in seinen Therapien auf die Stärken und Fähigkeiten seiner Patienten, was zu der damaligen Zeit völlig unüblich war. Auch Symptome, Ängste und Probleme betrachtete Erickson als Lösungsversuche, selbst die Struktur eines Problems barg für ihn Ansätze für eine Lösung.

Jeder Mensch trägt die Fähigkeit zur Lösung von Problemen in sich selbst
Ericksons private und therapeutische Beziehungen waren von einem unerschütterlichen Vertrauen in die Fähigkeiten des jeweiligen Menschen geprägt. Er ging davon aus, dass jeder Mensch in sich selbst die Möglichkeiten finden kann, Probleme zu lösen oder bestimmte Lebenssituationen im Rahmen des vorhandenen Potenzials zumindest zu verbessern und insgesamt die Lebensqualität zu steigern. Ericksons glaubte, dass Probleme oft aus einer zu rigiden Sicht oder aufgrund eingeschränkter Möglichkeiten, Neues auszu-

probieren, entstehen. Oft gab er seinen Patienten ungewöhnliche Aufgaben, wobei sie im Verlauf von deren Lösung genau die Erfahrungen machen konnten, die ihnen erlaubten, eine begrenzte Sicht zu überwinden. Die Patienten entdeckten also selbst Lösungsmöglichkeiten für ihre Probleme und konnten zudem beglückende neue Erfahrungen machen. Dies wird durch den Einsatz von Hypnose sehr erleichtert. Ericksons Veränderungsoptimismus drückt sich auch darin aus, dass er fest davon überzeugt war, dass Menschen bis ins hohe Alter lern- und entwicklungsfähig sind.

Rapport: Gute Beziehung als Grundlage der Therapie
Die Gestaltung einer vertrauensvollen Beziehung zum Patienten ist für Erickson die Grundlage jeder therapeutischen Arbeit. Nur so kann der Patient die Sicherheit entwickeln, die es ihm erlaubt, die notwendigen Schritte aus seiner kognitiven, erfahrungsmäßigen und emotionalen Begrenzung heraus zu machen, was wiederum Erfolgserlebnisse und eine Erweiterung der Möglichkeiten nach sich zieht. Dies erinnert an die Art, wie kleine Kinder lernen. Sie brauchen eine Mischung aus Sicherheit, Vertrauen und Ermutigung, um die Welt um sich herum zu erkunden. Dies stärkt ihre Neugier und Freude am Lernen.

Lösungsorientierung
Erickson sagte einmal, er sei kein „Vergangenheitsarchäologe". Er verbrachte nur so viel Zeit wie nötig mit der Erkundung von Vergangenem im Leben seiner Patienten. Vergangenes war für ihn hauptsächlich unter dem Aspekt interessant, dort Ressourcen für die Lösung von Problemen zu finden. Hypnose setzte er ein, um seinen Klienten die Erinnerung an frühe Lernerfolge zu ermöglichen und diese Ressourcen in die Gegenwart zu transferieren.

Pacing und Leading
Den Problemschilderungen und Symptomen seiner Patienten begegnete Erickson immer mit vollständiger Akzeptanz, dem so genannten Pacing. Dahinter steckt die Einsicht, dass man die Menschen da abholen muss, wo sie sich gerade befinden. Erst dadurch wird die Vertrauensgrundlage geschaffen, um mithilfe der Therapeuten andere Perspektiven zu entwickeln (Leading) und notwendige Veränderungen umzusetzen.

Utilisation

Buchstäblich alles, was ein Patient anbot, seien es Symptome, persönliche Vorlieben oder Abneigungen, Sprache, kultureller Hintergrund, Beziehungen, eine biografische Situation, Träume, Hobbys, Beruf oder die Familiensituation, konnte Erickson auf äußerst kreative Weise nutzbar machen, um daraus eine Intervention zu gestalten, die, mit oder ohne formale Trance, dem Patienten erlaubte, Wege in Richtung Lösung zu finden.

DER STELLENWERT VON HYPNOSE IN DER ERICKSON'SCHEN THERAPIE

In Ericksons Augen war Hypnose an sich noch keine ausreichende Therapie. Sie war lediglich Teil eines umfassenden therapeutischen Vorgehens, das in hohem Maße auf die individuellen Bedürfnisse und Möglichkeiten seiner Patienten zugeschnitten war. Für Erickson war Hypnose ein außerordentlich effektives Handwerksinstrument, um gewünschte Ziele besser und schneller zu erreichen, aber keinesfalls ein Mittel zur Erfüllung unrealistischer Wünsche oder gar ein „Wundermittel".

INDIREKTE METHODEN DER HYPNOSE

Im indirekten hypnotherapeutischen Vorgehen sah Erickson besondere Vorzüge. Er war ein Meister darin, in Geschichten, Anekdoten und Metaphern indirekt Lösungsvorschläge zu unterbreiten. Die Patienten können auf diesem indirekten Weg selbst auswählen, welche Aspekte einer Geschichte sie als relevant erachteten, und gleichzeitig werden lösungsrelevante Suchprozesse ausgelöst. Indirekte Suggestionen sind wirksamer als direkte, was vielleicht damit zusammenhängt, dass Menschen im Allgemeinen lieber auf Vorschläge und Angebote reagieren, als Befehle zu empfangen.

ERICKSONS EINFLUSS AUF ANDERE PSYCHOTHERAPEUTISCHE VERFAHREN

Ericksons grundsätzlichen Ideen darüber, wie eine Therapie gestaltet sein sollte, damit sie dem Patienten die bestmöglichen Bedingungen zur Entfaltung seines vollständigen Potenzials und zur Lösung von Problemen bieten kann, fanden inzwischen Eingang in die systemische Therapie und in fast alle modernen Verfahren der Kurzzeittherapie oder beeinflussten diese maßgeblich. So legen fast alle modernen Verfahren großen Wert auf Lösungs- und Ressourcenorientierung.

HYPNOTHERAPIE NACH MILTON H. ERICKSON IN DER ARBEIT MIT SCHWANGEREN UND IN DER GEBURTSVORBEREITUNG

Biografische Übergangssituationen wie Schwangerschaft und Geburt bergen, wie schon erwähnt, für Erickson das Potenzial und die Chance zur persönlichen Reifung und Weiterentwicklung, aber auch zur Vertiefung und Konsolidierung der Liebesbeziehung zwischen den werdenden Eltern. Auftretenden Ängsten schrieb er eine positive transformatorische Kraft zu. Die Übergangszeit der Schwangerschaft bringt naturgemäß Unsicherheit und Neuorientierung mit sich, ebenso wie eine erhöhte Labilität und Anfälligkeit für störende Einflüsse, was bei Schwangeren zu Anspannungen, Ängsten oder auch psychosomatischen Reaktionen führen kann.

Im Gegensatz zu anderen Verfahren der psychologischen Geburtsvorbereitung, wie jenen von Lamaze und Dick-Read, kann der hypnotherapeutische Ansatz Milton H. Ericksons nicht nur wirksam zur Geburtserleichterung und Schmerzkontrolle eingesetzt werden, sondern auch zur Behandlung von Ängsten, psychischen oder psychosomatischen Problemen während der Schwangerschaft und im Wochenbett. Man kann mit dieser hoch wirksamen psychotherapeutischen Methode schon während der Schwangerschaft potenziellen späteren Problemen im Wochenbett vorbeugen und die werdenden Eltern so gut auf die anstehenden psychosozialen Veränderungen vorbereiten, dass sie diese viel besser meistern können. Damit kann den Eltern und dem Neugeborenen frühzeitig unnötiger Stress erspart werden.

Der Erickson'sche Ansatz ist ein Verfahren, in dem eine Vielzahl von Methoden zum Einsatz kommt.

In seinem Beitrag „Hypnose in der Geburtshilfe" schreibt Erickson:

„In der Geburtshilfe spielt die Patientin wie sonst in keinem anderen
medizinischen Bereich monatelang eine dominierende Rolle als eine Per-
son, die nicht nur somatisch, sondern auch psychologisch eine umfassen-
de progressive Veränderung aller persönlichen, sozialen, ökonomischen
und temporären Beziehungen erfährt. Somit sind im Verlauf der Schwan-
gerschaft wie auch während der Entbindung eine Vielzahl von Kräften
am Werk, die von der Persönlichkeit als Ganzes bestimmt werden und
auch von den besonderen Einstellungen, Überzeugungen, Erkenntnis-
sen, Lernerfahrungen und Konditionierungen, die die Patientin in ihrem
Leben erworben hat" (Erickson 1998, S. 295).

Erickson vertraute immer seinen eigenen Beobachtungen und Erfahrungen und ermutigte auch seine Schüler und Patienten dies zu
tun, anstatt Meinungen, Erfahrungen und Erwartungen von anderen Menschen oder Autoritäten ungeprüft zu übernehmen. Wenn
durch einen Akt des Vergnügens und der Lust bei zwei Menschen
ein Kind entsteht, dann sind neun Monate später bei der Geburt
dieselben Organe und dieselben Mechanismen von Anspannung
und Entspannung beteiligt. Er betrachtete die Geburt als das natürliche Ergebnis der Liebe von Mann und Frau und war überzeugt,
dass sie ein angenehmes Erlebnis für die Mutter sein kann. Der wichtigste und primäre Kontext bei der Geburt sollte die Beziehung zwischen Mann und Frau und nicht das Gesundheitssystem sein, ganz
gleich wie nährend und unterstützend es ist. Um die werdende
Mutter auf dieses Erlebnis vorzubereiten, setzte Erickson bevorzugt
Hypnose ein, denn:

„Vielmehr findet Hypnose immer mehr Akzeptanz, weil sie es vermag,
die Fähigkeiten und Potenziale des Patienten auf psychologischer wie auf
physiologischer Funktionsebene so vollständig wie möglich heranzuzie-
hen … Die wesentliche Überlegung besteht einfach darin, die werdende
Mutter als adäquat empfängliche Beteiligte an einem normalen physiolo-
gischen Prozeß von großer persönlicher und gesellschaftlicher Bedeutung
zu gewinnen … Die Einführung von Hypnose im Bereich der Geburts-
hilfe ist deshalb nötig, weil sie es ermöglicht, daß die Patientin mit dem
Arzt während Schwangerschaft, Entbindung und Wochenbett vollstän-
dig, ernsthaft, freudig und zuversichtlich kooperieren kann" (Erickson
1998, S. 294).

Nach Ericksons Meinung scheitern jedoch viele hypnotische Anal-
gesie- oder Anästhesieversuche in der Geburtsvorbereitung, weil die
Schwangere denkt: „Unter diesen Umständen sollte ich eigentlich

Schmerzen haben", und dann anfängt, welche zu fühlen. Erickson beschreibt, wie wichtig es aus psychologischer Sicht ist, herauszufinden, wie die Patientin auf Schmerz reagiert. Er fragte also die Klientin, was sie anstatt der Schmerzen fühlen möchte. Wie wird sie damit umgehen, wenn sie denkt, sie sollte Schmerzen haben, aber trotzdem keine hat. Dazu muss dann die richtige Einstellung aufgebaut werden. Dies ermöglicht der Schwangeren, ihre eigenen physiologischen Prozesse in Gang zu setzen.

Bei der Erzeugung einer hypnotischen Analgesie für die Geburt bevorzugte Erickson wie immer die indirekte Vorgehensweise. Dies kommt eindrucksvoll in folgendem Fallbeispiel zum Ausdruck. Ich habe den Fall zusammengefasst, Ericksons Wortwahl aber teilweise beibehalten. Diesen Fall veröffentlichte Erickson in dem Buch *Mind-Body-Communication in Hypnosis* (Rossi a. Ryan 1986).

Erickson nennt die Klientin „Rhea" und beschreibt, wie er ihren physiologischen und psychologischen Erlebnishintergrund utilisiert, um ihr eine hypnotische Analgesie während der Geburt zu ermöglichen. Seiner Meinung nach kann diese nur erfolgreich gelingen, wenn die Gesamtpersönlichkeit der Patientin und ihr persönlicher Erfahrungshintergrund einbezogen wird. Rhea kam knapp vier Wochen vor der Entbindung in Ericksons Praxis und wollte wissen, ob und wie er ihr zu einer schmerzfreien Geburt verhelfen könne.

Erickson arbeitete zunächst in einer Sitzung mit ihr heraus, was genau sie unter einer schmerzfreien Geburt verstehe:

Meinte sie einen vollkommenen Verlust des Gefühls während der Geburt?

Nein, das wollte sie nicht, sie wollte schon wissen, wie es sich anfühle, wenn ihr Baby geboren werde.

Sie wollte keinen Schmerz, aber sie wollte bestimmte Gefühle.

Auf diese Weise definierte und differenzierte Erickson Anästhesie und Analgesie. Der nächste Schritt bestand darin, mit ihr verschiedene Alltagssituationen durchzugehen, in denen etwas Bestimmtes geschehen sei, sie aber nicht bemerkt habe, dass es geschehen war.

Dazu fragte er sie, ob sie schon einmal mit dem Badeanzug auf einer rauen Bank gesessen und die raue Oberfläche nicht bemerkt habe? Warum hat sie es nicht bemerkt?

Oder er erinnerte sie daran, dass sie ihre Schuhe und ihren Ring nicht wahrgenommen habe, bevor er sie darauf angesprochen hatte.

Er schuf ein Muster von vergangenen Erfahrungen, die es plausibel machten, dass man etwas nicht bemerken kann, obwohl es geschieht. Als Nächstes ging er mit ihr den ganzen Prozess der Geburt durch: Muskel, Kontraktionen, Kontraktionen der Abdominalmuskeln, die Peristaltik usw. und fragte sie, ob sie bei den Kontraktionen der Unterleibsmuskeln oder bei der Darmperistaltik Schmerzen empfinden müsse. Er sprach mit der Patientin so lange über diese Dinge, bis sie vollkommen informiert war. Erickson forderte Rhea, die inzwischen in tiefer Trance war, auf, während sie in ihrem Sessel saß, auf den andern Sessel drüben zu schauen. In diesem Sessel sitze ebenfalls ein schwangeres Mädchen. Rhea sollte diesem erklären, was sie bei der Geburt fühlen würde:

„Nun, wenn ich keine Schmerzen habe – wenn ich also eher eine Analgesie als eine Anästhesie habe –, dann bedeutet das, daß ich in der Lage sein werde zu fühlen, wie der Kopf des Babys sich nach unten bewegt. Was werde ich wohl darüber denken, wenn ich diese Bewegung spüre? Und wenn der Kopf des Babys sich nach unten bewegt, dann bedeutet es eine Ausdehnung des Geburtskanals, und ich frage mich, wie sich das wohl anfühlen wird. Es wird nicht schmerzhaft sein, genauso wenig wie das Öffnen meiner Hand schmerzhaft ist. Ich öffne meine Hand und vergrößere meinen Handinnenraum, es tut nicht weh, und trotzdem kann ich es spüren" (Rossi u. Ryan 1986; Übers. LLW).

Erickson baute die Analgesie ganz auf dieser Grundlage auf, „während Rhea mir erklärte und damit half, dem Mädchen da drüben im Sessel zu erklären, die auch definitiv schwanger war, dass das der Weg ist, wie auch sie fühlen sollte". (Rossi u. Ryan 1986, Übersetzung der Autorin)

Ericksons Prinzipien und seine Vorgehensweise werden auch in der Art, wie das Selbsthypnosetraining für die Geburt durchgeführt und hypnotherapeutisch mit Schwangeren gearbeitet wird, deutlich. Dabei ist nicht immer eine formale Tranceinduktion erforderlich, um erfolgreich zu arbeiten.

Eine mentale Periduralanästhesie, den so genannten „Sattelblock", erzeugte Erickson einmal bei dem Schriftsteller Aldous Huxley. Erickson arbeitete mit Aldous Huxley zusammen, um die Prozesse zu beobachten, bei denen der Schriftsteller in eine tiefe innere Versenkung beim Schreiben geriet. Erickson experimentierte auf Huxleys Wunsch mit verschiedenen Trancephänomenen. An einer Stelle fordert er Huxley auf, Sitze mit jemandem zu tauschen, nachdem er ihn vorher in Trance eine sehr bequeme Sitzhaltung hatte einnehmen lassen. Huxley entwickelte daraufhin eine „Sattelblock-Anästhesie". Dabei war er komplett gefühllos von der Hüfte abwärts und konnte sich nicht mehr vom Sessel rühren.

Ericksons hunderster Geburtstag im Jahr 2001 war für die Milton-Erickson-Gesellschaft in Deutschland Anlass zu einer Feier während der wissenschaftlichen Jahrestagung in Bad Orb. Dazu waren Familienmitglieder Ericksons eingeladen, unter anderen kamen auch die Töchter Betty und Roxanne Erickson sowie eine Schwiegertochter Ericksons. Beim abendlichen Fest hatte ich die Möglichkeit, sie über ihre eigenen Erlebnisse mit Hypnose bei der Geburt zu befragen.

Roxanne berichtete, sie habe während der Wehen die Vorstellung gehabt, am Strand mit den Beinen im Wasser zu liegen. Die Wellen hätten ihre Empfindungen während der Kontraktionen mit zurück ins Meer gespült.

7. Allgemeiner Überblick über das Vorgehen beim Selbsthypnosetraining

Selbsthypnose kann als eine Art „Generalschlüssel" betrachtet werden, mit dem sich ein Tor zu mehr Selbstbestimmung, Eigenkompetenz, Gesundheit und Wohlbefinden im Leben öffnen lässt. In der Regel äußert sich diese Kompetenz in steigendem Vertrauen in die persönlichen, auch unbewussten Ressourcen und Fähigkeiten, das eigene Leben in vielerlei Hinsicht erfolgreicher zu gestalten. Brian Alman und Peter Lambrou (1995) bezeichnen in *Selbsthypnose* dieses Verfahren als eine überaus lohnende langfristige Investition in die eigene Gesundheit.

Auch aus neurobiologischer Sicht ist ein Gefühl von Selbststeuerung und Kontrolle ein wichtiger Aspekt zur Aufrechterhaltung und Wiederherstellung der körperlichen und seelischen Gesundheit (vgl. Hüther 2001).

Wenn es einer Schwangeren ausschließlich um die Geburtsvorbereitung geht, reicht es aus, wenn sie im letzten Drittel der Schwangerschaft mit dem Selbsthypnosetraining beginnt. Vorraussetzung ist, dass sie regelmäßig zu Hause die Techniken übt, damit sie ihr zum richtigen Zeitpunkt in gewünschter Weise zur Verfügung stehen.

Wenn aber Probleme, Ängste, unverarbeitete frühere traumatische Erfahrungen mit einer Geburt oder Schwangerschaftsbeschwerden vorliegen, sollte möglichst früh mit einer hypnotherapeutischen Bearbeitung und dem Erlernen von Selbsthypnose begonnen werden. Zum einen wird sich dadurch während der Schwangerschaft das körperliche und psychische Wohlbefinden verbessern, zum anderen können Schwangerschaftsbeschwerden positiv beeinflusst werden. Darüber hinaus gewinnt die Schwangere durch frühes regelmäßiges Üben Routine und Vertrauen in die Wirksamkeit der

Methoden, sie wird diese somit auch während der Geburt besser nutzen können.

Nach der Entbindung ist die Methode für die junge Mutter sehr nützlich, denn einmal verinnerlicht, kann sie in unterschiedlichen Situationen im Sinne eines Kompetenztransfers auf vielfältige Weise modifiziert und eingesetzt werden. Eine Person, die gelernt hat, Schmerzen mit Selbsthypnose zu verringern, kann diese Fähigkeit z. B. auch beim Zahnarzt einsetzen.

HYPNOTHERAPIE UND SELBSTHYPNOSETRAINING

Häufig geht Hypnotherapie einher mit einem Selbsthypnosetraining. Die Vermittlung von Selbsthypnose, sei es als Einzelvorbereitung oder in einer Gruppe, ist eine sehr wirksame Methode, um psychosomatische Beschwerden während der Schwangerschaft zu lindern, um die Schwangere auf die Geburt selbst vorzubereiten. Gelegentlich reicht Selbsthypnose alleine nicht aus, zum Beispiel wenn es um die Behandlung einer traumatischen Erfahrung im Zusammenhang mit einer früheren Geburt geht. In solchen Fällen ist zusätzlich eine hypnotherapeutische Behandlung notwendig.

SELBSTHYPNOSE: EINZEL- ODER GRUPPENTRAINING

Das Selbsthypnosetraining kann sowohl mit einzelnen Schwangeren und gegebenenfalls ihren Partnern als auch in einer Gruppe durchgeführt werden. Das Vorgehen ist ähnlich. Die hypnotische Geburtsvorbereitung für Gruppen anzubieten, ist ökonomisch, weil es Zeit und Kosten spart. Zudem können sowohl in der Gruppe als auch in der Einzelvorbereitung verschiedene hypnotische Techniken erlernt und ausprobiert werden. Durch Beobachtung, Modelllernen, gemeinsames Üben und den Austausch von Erfahrungen kann der Lernprozess in der Gruppe entscheidend gefördert werden. Die Gruppensituation selbst ist für viele Frauen auch schon eine gute Gelegenheit, Stressbewältigung und Ausblendung von Störreizen zu üben. Wenn eine Frau in der Gruppe in Trance gehen kann, stärkt dies ihr Vertrauen in ihre Fähigkeit und Fertigkeit, auch im Kreißsaal oder bei einer Hausentbindung Trance nutzen zu können. Von den vielfältigen Fragen, die in der Gruppe gestellt werden, profitieren alle Teilnehmerinnen.

Für das Einzeltraining in Selbsthypnose spricht, dass auf die spezifische Situation und die Bedürfnisse der Schwangeren und gegebenenfalls ihres Partners eingegangen werden kann. Auf diese Weise wird die Selbsthypnose individualisiert, sozusagen „maßge-schneidert". Dies entspricht eher dem Erickson'schen Prinzip, dass eine Therapie ganz individuell auf jeden Patienten abgestimmt sein sollte. Eine Kombination von Gruppen- und Einzeltraining bietet sich an, um die Vorteile beider Vorgehensweisen zu optimieren. Ich persönlich habe bisher hauptsächlich mit einzelnen Schwangeren oder Paaren gearbeitet und nur einmal ein Selbsthypnosetraining mit einer Gruppe durchgeführt.

Das Selbsthypnosetraining, das ich mit Schwangeren praktizie-re, lehnt sich an die von Erickson, Hilgard, Secter, Chiasson, Hart-land, Poncelet, Alman und Münch beschriebenen Vorgehensweisen an. Diese ähneln sich zum Teil, so dass es viele Überschneidungen gibt. Unterschiede treten auf bei der Präferenz von Gruppenvor-bereitung bzw. Einzelvorbereitungen sowie dem bevorzugten Zeit-punkt, zu dem das Selbsthypnosetraining beginnt, und darin, wie individuell jeweils gearbeitet wird.

Alman, Lambrou, Poncelet und auch Münch bevorzugen die Einzelvorbereitung, weil sie ihr Vorgehen individuell auf die jewei-lige Schwangere einstellen, wodurch die Effizienz des Verfahrens steigt. Wird der Partner in das Selbsthypnosetraining einbezogen, kann er eine große Hilfe sein, wenn bei der Geburt niemand anwe-send ist, der sich mit Hypnose auskennt.

ALLGEMEINES VORGEHEN BEIM SELBSTHYPNOSETRAINING IN VIER SCHRITTEN

Ich teile das Vorgehen in vier Sitzungen ein, die je nach veranschlag-tem Zeitrahmen individuell ausgedehnt werden können.

Erste Sitzung: Trance kennen lernen

In der ersten Sitzung ist es wichtig, falsche Vorstellungen über Hyp-nose zu korrigieren und ein Grundverständnis davon zu vermit-teln, wie die Schwangere von der Hypnotherapie für den Verlauf der Schwangerschaft profitieren kann. Es sollte klargestellt werden, was Hypnose ist und was nicht, zumal immer noch viele Frauen glauben, mit Hypnose seien sie willenlos unter der Kontrolle des Hypnotiseurs. Andere Methoden der psychologischen Geburtsvorbereitung verwenden ebenfalls hypnotische Elemente, ohne dies direkt zu benennen. So erklärte beispielsweise der amerikanische Gynäkologe Chiasson den Schwangeren, dass das, was sie z. B. bei der Lamaze-Methode lernen, etliche selbsthypnotische Elemente der Selbsthypnose beinhaltet, wie die Augenfixation oder die Atemtechniken.

Für die Frauen ist es wichtig zu wissen, dass sie selbst mit der Selbsthypnose den Trancezustand zu ihrem eigenen Wohlergehen herbeiführen, ihn kontrollieren und auch wieder beenden können. Der Partner oder eine andere Vertrauensperson wird eingeladen, die Techniken ebenfalls zu erlernen, was später den Rapport zur Unterstützung der Gebärenden erleichtert.

In der ersten Sitzung tauchen in der Regel Fragen nach der allgemeinen Vorgehensweise und bestimmten Begriffen auf, die geklärt werden müssen. Je verständlicher das Vorgehen ist, umso einfacher ist es für die Klientinnen, sich darauf einzulassen.

Korrektur falscher Vorstellungen über Hypnose
– Hypnose ist etwas Natürliches.
– Jeder Mensch kann mehr oder weniger tief in Trance gehen.
– Selbsthypnose kann jeder lernen.
– Sie haben die Kontrolle und steuern die Selbsthypnose.
– Sie sind jederzeit voll kooperationsfähig.
– Sie sind aktiv.
– Auch mit Hypnose kann die Geburt des Kindes ganz bewusst erlebt werden.
– Sie werden nicht hypnotisiert, sondern nutzen ihre eigene Fähigkeit, in Trance zu gehen.
– Hypnose ist kein Wundermittel.

Selbsthypnose kennen lernen
Das Training in Selbsthypnose ist vergleichbar mit dem Erlernen des Fahrradfahrens. Bei Kindern hält am Anfang vielleicht noch ein Elternteil das Fahrrad fest, wenn das Kind aufsteigt und losfährt. Sobald das Kind sicherer wird und ein Gefühl von Balance entwickelt, wird das Fahrrad nicht mehr festgehalten. Das Kind fährt ein kleines Stück alleine, hat aber noch die Sicherheit, dass jemand nebenherläuft. Schließlich wird es sich ganz sicher fühlen und es

genießen, alleine fahren zu können. Die Funktion des Hypnotherapeuten beim Erlernen und Nutzen des Trancezustandes ist ganz ähnlich. Der Hypnotherapeut hilft, die Trance herbeizuführen, zu erkennen und sie wieder zu beenden. Dabei empfiehlt es sich, an alltägliche Tranceerlebnisse anzuknüpfen, um zu erläutern, was Trance ist. Dazu zählen Tagträume, das Vergessen von Schlüsseln oder Namen, das Ausblenden einer unangenehmen Körperhaltung bei einem spannenden Fernsehfilm. Auch an Erfahrungen mit Meditation, Autogenem Training, Gebet oder Tai Chi kann angeknüpft werden. Eine Mutter, die ihr Neugeborenes stillt, kann natürlich in Trance sein oder jemand, der gedankenverloren in seiner Kaffeetasse rührt oder minutenlang aus dem Fenster starrt.

Wenn eine Schwangere gebeten wird, eine Alltagssituation zu schildern, bei der sie sich besonders gut entspannt hat, kann diese Schilderung als Teil der zukünftigen individualisierten Tranceinduktion verwendet werden. In der ersten Trance, die noch vom Therapeuten induziert wird und die lediglich Entspannung und Wohlbefinden zum Ziel hat, kann die Schwangere verschiedene Tranceindikatoren kennen lernen, wie eine leicht veränderte Körperwahrnehmung oder eine unwillkürliche Finger- oder Handbewegung. Wenn die Schwangere später zu Hause in Trance gehen möchte, kann sie die Erinnerung an diese besondere Körperwahrnehmung als Möglichkeit der selbsthypnotischen Tranceinduktion nutzen.

Was kann mit Selbsthypnose grundsätzlich erreicht werden?
- körperliche und mentale Entspannung
- Stressreduktion
- Reduktion von Schmerz
- eine Verkürzung der Geburt
- Wohlbefinden auch während der Geburt
- geringere oder sogar keine Einnahme von Schmerzmedikamenten

Selbsthypnose erfordert aktive Mitarbeit der Schwangeren.
- Der Hypnotherapeut hilft am Anfang, indem er die Technik vermittelt.
- Die Schwangere lernt nicht für ihren Arzt, sondern für sich selbst.
- Die Schwangere übt regelmäßig, weil davon der Erfolg der Methode abhängt.
- Der Hypnotherapeut wird nicht bei der Geburt anwesend sein.

Zweite Sitzung: Einüben verschiedener Induktionstechniken

In der zweiten Sitzung lernt die Schwangere mithilfe verschiedener Induktionsmethoden, wie sie selbst einen hypnotischen Zustand herbeiführen kann. Erickson war der Meinung, dass jeder Mensch eine besondere Art und Weise hat, in Trance zu gehen. Die Aufgabe des Hypnotherapeuten besteht darin, der Schwangeren zu helfen, den für sie optimalen Weg zu finden. Vielleicht hat sie schon Yoga gemacht, dann kann die Erinnerung an das Gefühl von Entspannung nach einer Yogaübung ein guter Einstieg in die Selbsthypnose sein.

Eine alte und bewährte Methode, in Trance zu gehen, ist die Augenfixation und/oder das gezielt ruhige Ein- und Ausatmen. Beide Methoden sind für die Schwangere auch während der Geburt gut zu nutzen.

Um der Schwangeren den Weg in die Trance zu erleichtern, vermittelt der Hypnotherapeut ihr die verschiedenen Induktionsmethoden. Nur so kann sie herausfinden, welche bei ihr am besten funktioniert. Meist wird eine Schwangere schnell feststellen, was für sie die einfachste und schnellste Methode ist, in Trance zu gehen. Man kann auch bereits bewährte Erfahrungen mit Entspannungstechniken in die Induktionsmethode einbauen und diese anschließend in die gewünschte Richtung modifizieren, wobei z. B. auch der von der Schwangeren bevorzugte Sinneskanal berücksichtigt werden kann.

Wenn die Schwangere gelernt hat, in Trance zu gehen, ist es ratsam, dass sie ein inneres Bild oder Symbol für die erlebte Entspannung bzw. Trance auftauchen lässt. Dieses Bild oder Symbol wird mit dem Gefühl von Wohlbefinden gekoppelt. Eine Klientin vergleicht das Körpergefühl während der Trance mit einer Schlenkerpuppe, eine andere setzt die erlebte Entspannung ihrer Muskulatur mit den gelockerten Saiten einer Gitarre gleich.

Posthypnotische Suggestion und posthypnotischer Auslösereiz

Während der Trance wird eine posthypnotische Suggestion gegeben, die an einen posthypnotischen Auslösereiz gekoppelt ist. Dieser löst in der Alltagssituation das gewünschte Verhalten, Gefühl oder die physiologische Reaktion aus. So könnte die posthypnotische Suggestion lauten: „Sobald die Kontraktionen einsetzen, können Sie diese nutzen, um sich so tief und behaglich zu entspannen, wie sie es jetzt gerade erleben." Posthypnotische Suggestionen erweitern ganz beachtlich die Möglichkeiten, Ressourcen aus der Trance in den Alltag hineinzutransportieren.

Auch Imaginationen eignen sich sehr gut, um besonders schnell eine gewünschte Entspannungsreaktion auszulösen: „Immer wenn die Kontraktion beginnt, sehe ich die Schlenkerpuppe vor mir, und meine Muskeln lassen jede Spannung los." Imaginationen können zudem akustisch oder kinästhetisch sein wie das sanfte Plätschern eines Bachs oder das Wellenreiten.

Dritte Sitzung: Imaginationen und Suggestionen für einzelne Ziele entwickeln

Zu Beginn der dritten Sitzung werden die Erfahrungen mit den verschiedenen Tranceinduktionen besprochen. Daran kann man auch erkennen, ob eine Schwangere geübt hat, und falls nicht, herausfinden, woran es lag und was sie dabei unterstützen könnte, die Übungen erfolgreich durchzuführen. So könnte sich eine Schwangere wünschen, dass sie zur Unterstützung der Übungen eine Tonbandkassette mit ihrer speziellen Tranceübung mit nach Hause nehmen kann.

Ziele spezifizieren

Das Selbsthypnosetraining soll für ein bestimmtes Ziel eingesetzt werden. Das kann beispielsweise tiefe Entspannung oder Schmerzkontrolle oder auch Konflikt- und Stressbewältigung sein. Folgende allgemeine Schritte sind dafür wichtig:

- Ziel klären: Was möchte die Schwangere erreichen?
- Mehrere Ziele abklären, was soll zuerst bearbeitet werden?
- Kleinere Unterziele definieren
- Kriterien für Erfolg definieren: Woran lässt sich Teilerfolg oder Erfolg erkennen?
- Bei Schmerzkontrolle wichtig: Was möchte die Schwangere anstatt der Schmerzen fühlen? Wie wird es sich anfühlen, wenn die Schwangere keine Schmerzen bei der Geburt hat?

In Selbsthypnose können leichter Ressourcen aktiviert werden, um die vordefinierten Ziele zu erreichen. Wenn man Schmerzkontrolle erlernen möchte, kann man sich zum Beispiel in der Trance intensiv an Situationen erinnern, in denen man schon einmal ein Gefühl von Taubheit oder Schmerzunempfindlichkeit erlebt hat. Dieses Gefühl wird in Trance so intensiviert (z. B. das Gefühl einer tauben Wange beim Zahnarzt), dass die Taubheit statt der Schmerzen wieder deutlich wahrgenommen werden kann. Wenn es um Stressbewältigung geht, kann zum Beispiel in der Trance ein besonders angenehmer innerer Ort auftauchen, wo man sich hinbegeben kann, um sich sicher und wohl zu fühlen. Auch hier werden posthypnotische Suggestionen und posthypnotische Auslösesituationen installiert, um das Gefühl auf Wunsch abrufbar zu machen.

Vierte Sitzung: „Maßschneidern"

In der vierten Sitzung werden die Erfahrungen mit der Methode besprochen und falls nötig, das ganze Vorgehen noch einmal revidiert oder modifiziert, bis es „passgenau" ist und sich Erfolge einstellen.

Wichtig ist sich klarzumachen, dass das Funktionieren einer Induktion oder einer Imagination im Selbsthypnosetraining nicht automatisch bedeutet, dass die Schwangere dies genauso bei der Geburt nutzen wird.

Geburten sind immer einzigartig, und jede Mutter erlebt die Geburt jedes ihrer Kinder unterschiedlich.

Ich habe schon öfter, übrigens auch an mir selbst, erlebt, dass sich plötzlich im Laufe der Geburt noch eine viel bessere Möglichkeit als die gelernte eröffnen kann, um z. B. Schmerzen zu kontrollieren.

Daher ist es gut, wenn die Schwangere sich selbst suggeriert, dass sie entweder eine der vielen, im Selbsthypnosetraining gelernten oder aber noch bessere Möglichkeiten nutzen wird, die ihr Unbewusstes ihr in dieser Situation zur Verfügung stellen wird.

Sie kann sich überraschen lassen, welche angenehme Möglichkeit (z. B. zur Schmerzkontrolle) sich ihr während der Geburt ganz automatisch auftun wird.

Inhalte des Selbsthynosetrainings

Erste Sitzung
- Aufklärung über Hypnose
- Selbsthypnose – Fremdhypnose: Was ist der Unterschied?
- Was kann die Schwangere von Selbsthypnose erwarten?
- Selbstverantwortung für den Erfolg: Üben ist notwendig
- Erste Trance zum Kennenlernen: Trancephänomene und Tranceratifizierung
- Erklärung der Bedeutung von Imagination und indirektem Vorgehen
- Erklären, dass das Unbewusste bildhafte Sprache am besten versteht

Zweite Sitzung
- Einüben verschiedener Methoden der Induktion
- Welche funktioniert am besten?
- Verschiedene Methoden, die Trance zu beenden
- Erfahrungen mit Alltagstrance und Entspannung für eine individualisierte Induktion nutzen
- Üben, üben, üben

Dritte Sitzung
- Erfahrungen mit Tranceinduktionen besprechen
- Was funktionierte bereits gut, was kann verbessert werden?
- Was will ich mit der Selbsthypnose erreichen?
- Ziele genau spezifizieren, eventuell in Unterziele aufteilen
- Ziele überprüfen, ob sie „wohlgeformt" sind
- Gibt es heimliche Bedenken, wachbewusst oder unbewusst, gegen dieses Ziel?
- Suggestionen für dieses Ziel formulieren
- Imagination und Symbole nutzen, um das Ziel zu erreichen
- Selbsthypnotische Trance nutzen, um Ressourcen zu finden, die beim Erreichen des Zieles helfen können
- Posthypnotische Suggestionen formulieren und diese an einen posthypnotischen Auslösereiz koppeln
- Üben und
- die Wirkung in der Realität ausprobieren

Vierte Sitzung
- Erfahrungen mit der Methode im Alltag besprechen
- Eventuell Vorgehen modifizieren und noch „passgenauer" machen
- Vielleicht weitere Ressourcen finden, um dasselbe Ziel zu erreichen (viele Wege führen nach Rom)

8. Hypnotherapie und Selbsthypnose in der Schwangerschaft

In meiner psychotherapeutischen Praxis gibt es viele Gelegenheiten, Hypnotherapie während der Schwangerschaft einzusetzen. Wenn möglich arbeite ich mit den Schwangeren und ihren Ehemännern bzw. Partnern zusammen.

Häufig kommen Schwangere mit dem Wunsch, zusätzlich zu anderen Vorbereitungskursen auch Hypnose zur Geburtsvorbereitung zu nutzen, weil sie von der Wirksamkeit dieser Methode gehört haben. Kolleginnen und Kollegen schicken öfter schwangere Frauen, die traumatische Geburten hatten und nun große Ängste vor einer weiteren Geburt haben. Auch Paare mit Konflikten während der Schwangerschaft wenden sich gelegentlich an mich, weil sie die Konflikte lösen möchten, bevor das Kind da ist. Berufstätige Schwangere äußern oft den Wunsch, Selbsthypnose zu lernen, um Stress besser bewältigen und sich tiefer entspannen zu können. Bei anderen Klientinnen steht die Behandlung von Schwangerschaftsbeschwerden im Vordergrund. Relativ häufig wollen Schwangere über Ambivalenzgefühle dem Kind gegenüber sprechen oder darüber, dass sie Angst davor haben, den anstehenden Veränderungen im Leben nicht gewachsen zu sein. Dies tritt vor allem ein, wenn die Beziehung zum Vater des Kindes nicht stabil ist oder gar keine Beziehung mehr existiert, weil der künftige Vater sich vielleicht plötzlich zurückgezogen hat. Manche kommen auch, weil sie eine Abtreibung, eine Fehlgeburt, Totgeburt oder den frühen Tod eines Kindes zu verkraften haben.

In den üblichen Vorbereitungskursen wird oft noch einseitig die medizinisch-physiologische Aufklärung über Schwangerschaft und Geburt betont. Was häufig fehlt, ist die Aufklärung über Veränderungen in der Paarbeziehung sowie psychische und systemische

Veränderungen. Zudem wäre es wichtig, die Ergebnisse der Pränatal-, Perinatal- und Neonatalforschung zu besprechen, um zu verdeutlichen, welche zentrale Bedeutung gesundheitsbewusstes Verhalten, ein positives psychosoziales Umfeld sowie ein liebevoller mentaler Kontakt mit dem ungeborenen Kind haben. Durch die Entwicklung neuer technischer Möglichkeiten zur Pränataldiagnostik haben wir Einblick in das Leben von Ungeborenen gewonnen. Dies hat die bisherige Sicht auf das Leben und Bewusstsein von Ungeborenen vollkommen verändert. Durch den „gläsernen Uterus" kann man in sehr frühem Stadium beobachten, wie die Ungeborenen sich bewegen, spielen, schlafen, sich erschrecken, wie sie einer Nadel bei der Amniozentese ausweichen und auf vielfältige Weise auf die Gefühle und Wahrnehmungen ihrer Mutter reagieren.

Ungeborene sind also intelligent und lernen schon im Mutterleib. Sie erkennen nach der Geburt Musik oder Geschichten wieder, die sie während der Schwangerschaft oft gehört haben (Klaus, Klaus a. Kennell 1988, Verny u. Kelly 1981). Chamberlain betonte vor allem, dass in der sensiblen frühen Phase der Gehirnentwicklung Alkohol-, Nikotin- oder Drogenkonsum irreversible Schäden anrichten. Viele Mütter seien sich offensichtlich nicht darüber im Klaren, was sie ihrem Kind damit antun. Ähnlich wie David Chamberlain war auch David Cheek aufgrund seiner Erfahrung zu der Überzeugung gelangt, dass Ungeborene hochintelligent und hellsichtig seien. Es zeigt sich also, dass für eine positive und gesunde Entwicklung des Babys in der Schwangerschaft das psychische und körperliche Wohlergehen der Mutter von großer Bedeutung ist.

Aus diesen Gründen ist das ressourcenorientierte, für die Klientinnen maßgeschneiderte hypnotherapeutische Vorgehen nach Erickson zur Begleitung der werdenden Eltern besonders hilfreich und Erfolg versprechend. Gerade in der Trance kann die Eltern-Kind-Verbindung hergestellt, unterstützt und gefördert werden. Ich finde, dass Ericksons Ansatz auch ein ausgesprochen emanzipatorisches Verfahren ist, weil es in hohem Maße das Vertrauen in die eigenen Ressourcen, Fähigkeiten und Kräfte stärkt und selbstbewusstes unabhängiges Denken fördert. Das können Frauen nicht nur in der Schwangerschaft gut gebrauchen.

Diese vielfältigen Einsatzmöglichkeiten können die psychologischen Geburtsvorbereitungsmethoden nicht leisten, weil sie sich ausschließlich auf die Geburtserleichterung konzentrieren. In der Psychotherapie jedoch, insbesondere in der Hypnotherapie, ist die Behandlung verschiedenster Arten von psychosomatischen Problemen alltäglich. Die Hypnotherapie bezieht unbewusste Lösungsressourcen mit ein, was in der Behandlung psychosomatischer Probleme, deren Beeinflussung sich der willkürlichen Steuerung entziehen, besonders erfolgreich ist. Dies belegen inzwischen eine Vielzahl von wissenschaftlichen Studien.

POSITIVE BEDINGUNGEN FÜR EINE SCHWANGERSCHAFT

Für den guten Verlauf der Schwangerschaft und der Geburt spielt, wie wir wissen, nicht nur das körperliche, sondern auch das psychische Wohlbefinden der Frau eine ganz wichtige Rolle. Dieses wird zwar in hohem Maße, aber nicht nur von der sozialen Umgebung stark beeinflusst. Auch Persönlichkeitsaspekte, wie z. B. persönliche Reife, Selbstvertrauen, Verantwortungsgefühl sich und dem Kind gegenüber, sind dabei wesentliche Faktoren. Vertrauen in den eigenen Körper und die Fähigkeit, eine normale Schwangerschaft und Geburt zu haben, sind förderlich.

Gute Vorraussetzungen für den Verlauf der Schwangerschaft sind ebenso eine harmonische, stabile Paarbeziehung mit dem Ehemann oder Partner, der sich auf das Baby und seine neue Rolle als Vater freut und der werdenden Mutter seine Wertschätzung und Liebe zeigt. Auch Großeltern, die sich auf das Enkelkind freuen und das Paar liebevoll begleiten, dabei aber die Systemgrenzen der neuen Familie respektieren und sich nicht ungebeten einmischen, sind eine große Hilfe. Wenn dazu noch ein intaktes soziales Netz mit Geschwistern, Kollegen, Freunden und Bekannten besteht und die wirtschaftliche Situation des Paares einigermaßen stabil ist, sind viele unterstützende Faktoren für einen guten Schwangerschaftsverlauf und eine komplikationsfreie Geburt gegeben.

PROBLEMATISCHE AUSGANGSSITUATIONEN FÜR EINE SCHWANGERSCHAFT

Leider sind ideale Bedingungen für Schwangere nicht immer gegeben. Ungelöste persönliche Probleme, Konflikte in der Partnerschaft,

Krankheit, Unwissenheit, übermäßiger Stress, negative Erwartungen und Ängste, finanzielle Sorgen, Zukunftsängste, Familienkon-flikte und mangelnde Unterstützungssysteme können zur Entwicklung von Komplikationen und psychosomatischen Reaktionen beitragen. Eine Schwangerschaft kann eine Frau belasten, wenn sie das Gefühl hat, dass sie deshalb in ihrer bisherigen Lebensform extrem eingeschränkt wird, und befürchtet, auf zu viel eigene Bedürfnisse und berufliche sowie soziale Aktivitäten verzichten zu müssen. Auch der umgekehrte Fall, dass eine Frau glaubt, mit einem Kind Einsamkeit oder innere Leere lindern zu können, ist kein gutes Motiv, schwanger zu werden.

Eine Gynäkologin teilte mir in einem Gespräch mit, dass es eine große Belastung für eine Schwangere sei, wenn der Vater des Kindes auf keinen Fall heiraten will. Die Frau wertet dies als persönliche Ablehnung bzw. befürchtet, dass der Mann seinen Teil der Verantwortung für das gemeinsame Kind nicht übernehmen möchte (C. Schulz-Züllich 1997, persönliche Mitteilung).

Während meiner Supervisionstätigkeit in sozialen Einrichtungen sind mir auch öfter Fälle vorgetragen worden, in denen eine Mutter immer wieder schwanger wurde, um weiter Kindergeld und Erziehungsgeld zu bekommen, dieses Geld aber nicht den Kindern zugute kam, sondern für andere Zwecke verwendet wurde.

Immer wenn das Kind Mittel zu irgendeinem Zweck ist, bedeutet dies eine schlechte Ausgangsposition für seine spätere Entwicklung. Um möglicherweise problematischen Entwicklungen während der Schwangerschaft vorbeugen zu können, ist es empfehlenswert, folgende Informationen zu erfragen:

– Wie und wann war die erste Menstruation und wie wurde diese kommentiert?
– Wie wurden die eigene Mutter und andere Frauen im Umfeld behandelt?
– Welche Geschichten wurden von der Mutter und anderen weiblichen Verwandten über deren Geburten erzählt?
– Hat sie über Geburten hauptsächlich Negatives gehört, zum Beispiel von schrecklichen Schmerzen?
– War für eine Frau aus der Familie oder der Nachbarschaft eine Geburt lebensbedrohlich?
– Hat sie während ihrer sexuellen Entwicklung überwiegend positive Erfahrungen mit dem anderen Geschlecht gemacht?

– Hat sie diesbezüglich traumatische Erfahrungen gemacht?
– Wurde sie sexuell missbraucht?

EINSATZMÖGLICHKEITEN FÜR HYPNOTHERAPIE – SELBSTHYPNOSE IN DER SCHWANGERSCHAFT

Bei folgenden Gelegenheiten kann Hypnotherapie und Selbsthypnose während der Schwangerschaft mit Erfolg eingesetzt werden, wobei auch familiensystemische Aspekte berücksichtigt werden sollten:

– Entspannung und Stressreduktion
– Paarkonflikte in der Schwangerschaft
– Schutz der neuen Systemgrenzen
– Ambivalenz und Kontakt mit dem Kind
– Selbsthypnose bei Schwangerschaftsbeschwerden
– Hypnotherapie bei Komplikationen

Entspannung und Stressreduktion

Die vielfältigen Anpassungsleistungen, die eine Frau während der Schwangerschaft bewältigen muss, führen häufig zu Anspannung und Stress oder gar zu einem Gefühl von Überforderung. Dauerhafter und übermäßiger Stress wirkt sich, wie schon mehrfach erwähnt, nachteilig auf die Gesundheit der Schwangeren und des ungeborenen Kindes aus. Selbsthypnose nach Erickson bietet der Schwangeren maßgeschneiderte und effektive Möglichkeiten, sich gezielt zu entspannen und damit Stress zu reduzieren, wie auch das Beispiel im nachfolgenden Kapitel zeigt.

Paarkonflikte in der Schwangerschaft

Eine Schwangerschaft kann eine große Stressbelastung für die Paarbeziehung darstellen. Viele werdende Väter leiden an unausgesprochenen Ängsten, z. B. dass sie unsicher sind, ob sie der Verantwortung für eine Familie persönlich und finanziell gewachsen, oder für ihre Frau noch wichtig sein werden, wenn das Baby einmal da ist. Ausgelöst durch die Schwangerschaft können bei den werdenden Eltern plötzlich wieder ganz alte, kindliche Ängste und Gefühle auftauchen, die manchmal sogar als peinlich empfunden werden, weil ein erwachsener Mensch solche Gefühle angeblich nicht haben darf. Die Schwangerschaft ist für das Paar eine gute Zeit, um Hindernisse auf dem gemeinsamen Entwicklungsweg zur Familie zu beseitigen.

Schutz der neuen Systemgrenzen

Wenn Paare Eltern werden, steht eine klare Ablösung von der jeweiligen Herkunftsfamilie und die Hinwendung sowie der Schutz des neuen eigenen Familiensystems an. Dies wird oft wie ein Abschied von der Kindheit erlebt, weil man nun durch die Elternschaft selbst Verantwortung für die nächste Generation übernimmt. An der bewusst angenommenen Verantwortung für ein Kind wachsen beide, Mann und Frau, und häufig werden dabei ungeahnte Kräfte und Fähigkeiten freigesetzt, woraus sich neues Selbstbewusstsein entwickelt. Die Beziehung zu den eigenen Eltern kann in der Schwangerschaft gleichzeitig enger und klarer abgegrenzt werden. Das erfordert ein klares Bekenntnis und die Loyalität zur Partnerin bzw. zum Partner gegenüber der eigenen Herkunftsfamilie. Keine Schwangere mag, dass der Mann noch an Mamas Rockzipfel hängt oder sich von Papa alles vorschreiben lässt. Umgekehrt möchte auch ein werdender Vater, dass seine Frau auf eigenen Beinen steht und sich klar zu ihm bekennt.

Erickson hat mehrere Fälle beschrieben, in denen er die jungen Paare unterstützte, diese Ablösung und Hinwendung zum eigenen System zu vollziehen. In einem Fall besserte sich sogar eine schwere depressive Symptomatik bei einer jungen Mutter, nachdem Erickson das junge Paar ermutigte, mit ihrem Kind aus dem Haus der Schwiegereltern auszuziehen und sich eine eigene Wohnung einzurichten (vgl. Haley 1991).

Ambivalenz und Kontakt mit dem Kind

In den ersten Wochen der Schwangerschaft erleben viele Frauen eine Phase heftiger Ambivalenz. Selbst Frauen, die sich auf eine Schwangerschaft gefreut haben, fragen sich, ob sie das Kind wirklich austragen möchten und ob sie sich all den Veränderungen und auch der großen Verantwortung für einen kleinen Menschen gewachsen fühlen. Diese Gefühle erschrecken und beunruhigen manche Frauen, treten aber bei fast allen Schwangeren auf (vgl. Albrecht-Engel 1995).

David Cheek war aufgrund seiner langjährigen Erfahrung mit Hypnose in der Gynäkologe und Geburtshilfe der Meinung, dass

Erwachsene sich in Trance an Erlebnisse in der Pränatalphase erinnern können. Die Erkenntnisse aus der Pränatalforschung weisen darauf hin, dass auch das ungeborene Kind bereits intensiv lernt. Es wird sogar empfohlen, mit dem Kind im Mutterleib mental Kontakt aufzunehmen, mit ihm zu sprechen, da schon in diesem Stadium eine gute Beziehung zwischen Mutter und Kind aufgebaut werden kann (vgl. Verny u. Kelly 1981; Chamberlain 1990). Babys sind, wenn sie auf die Welt kommen, keine unbeschriebenen Blätter mehr, denn schon als Ungeborene spielen, ruhen, bewegen sie sich und nehmen eine liebevolle Ansprache schon während der Schwangerschaft intuitiv wahr.

Eine gute Beziehung zwischen Mutter und Kind kann besonders intensiv durch Imagination in der Trance gefördert werden. In meiner Praxis setze ich eine Imagination ein, die ich „das innere Lächeln mit dem Kind" nenne. Ich habe sie vor einigen Jahren von meiner Kollegin Ingrid Derra-Wippich gehört und dann für die Kontaktaufnahme mit dem ungeborenen Kind modifiziert sowie eigene Elemente eingebaut. Diese Trance kann auch als Diagnoseinstrument eingesetzt werden, denn sie gibt unter Umständen Anhaltspunkte für Störungen im Kontakt der Schwangeren oder Mutter zum Kind.

Eine befreundete Therapeutin wandte diese Trance bei einer Mutter an, die große Probleme mit der Kontaktaufnahme zu ihrem Kind hatte. Das Kind wandte sein Gesicht der Mutter nicht zu, was diese als außerordentlich belastend erlebte. Ich riet ihr, die Übung zu wiederholen, wobei die Mutter ein Pacing mit ihrem Kind machen und geduldig fragen solle, was das Kind braucht, um so viel Vertrauen zu gewinnen, dass es seine Mama wieder anschauen kann. Dadurch konnte sich die Beziehung zwischen Mutter und Kind langsam positiv entwickeln.

Selbsthypnose bei Schwangerschaftsbeschwerden

Die meisten Schwangerschaftsbeschwerden, wie übermäßiges Erbrechen, starke Gewichtszunahme, Schlafstörungen und Sodbrennen, haben nach heutiger Auffassung eine ausgeprägte psychosomatische Komponente. Bei Nachfragen wird ersichtlich, dass dahinter häufig Ängste, finanzielle Sorgen, familiäre Spannungen, Konflikte am Arbeitsplatz oder Partnerschaftsprobleme stecken. Je nach Persönlichkeitsstruktur reagieren Schwangere auf solche Belastungen sehr unterschiedlich. Die eigene Bewertung gibt den Ausschlag, ob eine Situation als so belastend erlebt wird, dass die Schwangere psychosomatische Beschwerden entwickelt. Auch unverarbeitete traumatische Erfahrungen können zu Schwangerschaftsbeschwerden führen. Gelegentlich versetzen die Geschichten, die in der Familie oder im Freundeskreis über Schwangerschaft und Geburt erzählt werden, die Schwangere in eine ängstliche Erwartungshaltung. Im Sinne einer sich selbst erfüllenden Prophezeiung treten dann oft die erwarteten Probleme auf.

So war z. B. eine Schwangere in meinem Bekanntenkreis schon mehr als eine Woche über den Geburtstermin. Sie machte sich erhebliche Sorgen, denn alle Geburten in ihrer Familie waren angeblich schrecklich gewesen und alle Kinder übertragen worden. Sie war felsenfest davon überzeugt, dass auch sie eine schwierige Geburt haben würde, und tatsächlich musste schließlich ihr Kind mit Kaiserschnitt entbunden werden.

In manchen Fällen kann man sich fragen, ob eine Häufung von schwierigen Geburten tatsächlich medizinisch, z. B. aufgrund eines vererbten Defektes, begründbar ist oder ob die Frauen in einer Familie eine „Loyalität im Leiden" entwickelt haben – dies bezieht sich vor allem auf das Verhältnis von Töchtern zu Müttern. Systemische Verstrickungen über die Generationengrenze hinweg sollten bei Schwangerschaftsproblemen grundsätzlich mit in Betracht gezogen werden. Diese können meist in systemischen Familienaufstellungen überraschend schnell erkannt und gelöst werden.

Übelkeit und Schwangerschaftserbrechen sind in hohem Maße kulturabhängig. In unserer westlichen Kultur tauchen diese Beschwerden häufig auf als „Morgenübelkeit" vor allem in den ersten drei Monaten der Schwangerschaft. Manche Frauen fühlen sich aber von Beginn der Schwangerschaft an wohl, es taucht keine oder nur gelegentlich Übelkeit auf. Bei fast allen Frauen verschwindet diese Übelkeit aber typischerweise ab dem vierten Monat auch ohne Behandlung, wenn sich die hormonelle Balance in der Schwangerschaft eingestellt und etabliert hat. Kroger und andere Autoren sehen im Schwangerschaftserbrechen einen unbewussten Versuch, die Schwangerschaft „auszuspucken" und loszuwerden. Meist hören diese Beschwerden auf, wenn die ersten Kindsbewegungen gespürt werden.

Bei manchen Frauen nimmt diese Übelkeit derart Ausmaße an, dass ein lebensrettender Abbruch der Schwangerschaft ins Auge gefasst werden muss. Schwangerschaftserbrechen kann in der Regel gut mit Hypnose behandelt werden. Phyllis Klaus erwähnte 1997 in einem Vortrag auf der Tagung „Gynäkologie, Geburt, Hypnose", dass sie bei der hypnotherapeutischen Behandlung von Schwangerschaftserbrechen mit der Imagination eines Förderbandes arbeitet. In Trance kann die Schwangere dann zu dem Knopf gehen, mit dem die Richtung des Förderbandes bestimmt wird, und es dann wieder in die richtige Richtung, in den Magen, laufen lassen. Wenn man das Bild vom Förderband vorgibt, ist es wichtig, offen zu lassen, ob aus dem Unbewussten nicht noch ein besseres Bild auftaucht, wenn dieses nicht ganz passend sein sollte. Eine Hebamme aus meiner Fortbildungsgruppe probierte dies erfolgreich bei einer Schwangeren aus, die spontan das Bild veränderte. Sie stellte sich einfach das Innere der Speiseröhre vor, wie darin durch die Muskelkontraktionen das Essen in den Magen befördert wird.

Hartland setzt bei Schwangerschaftserbrechen auch erfolgreich direkte Suggestionen ein. Er beschreibt, wie er die Berührung des Bauchs der Schwangeren kombiniert mit einfachen Suggestionen des Wohlgefühls, das sich im Magen ausbreiten soll. Er formuliert die Suggestionen folgendermaßen:

„Während ich mit den Händen über den Bauch streiche, entsteht ein Gefühl von angenehmer Wärme. Wenn du sie fühlen kannst, hebe deine Hand. Jedes Mal wenn ich über deinen Bauch streiche, wird er wärmer und fühlt sich immer normaler an … immer angenehmer. Gefühle von Übelkeit verschwinden vollständig. Dein Magen fühlt sich vollkommen gut und normal an. Wenn ich gleich bis sieben zähle, wirst du aufwachen und das Wohlgefühl beibehalten. Mit jeder dieser Behandlungen verschwindet dieses Problem mehr und mehr" (Hartland 1971, S. 333).

Auch Sodbrennen und Blähungen sowie Rückenschmerzen und Juckreiz sind in den meisten Fällen psychogen. Hartland schreibt, dass auch diese Beschwerden oft schon allein durch den Abbau von Angst und Spannung während einer therapeutischen Trance gebessert werden können.

Mit fortschreitender Schwangerschaft kommt es wegen des Bauchumfanges häufig zu Schlafproblemen. Manchmal sind es aber auch Sorgen und Ängste, welche die Schwangere nicht einschlafen lassen. Es muss natürlich erst einmal herausgefunden werden, was die Schwangere eigentlich daran hindert, gut zu schlafen. Es kann hilfreich sein, in einer therapeutischen Trance mit ideomotorischen Signalen (z. B. Armlevitation, Fingersignale) herauszufinden, womit das Schlafproblem zusammenhängt. Manchmal muss nämlich erst ein anderes Problem gelöst werden, damit der Schlaf wieder besser wird.

HYPNOTHERAPIE BEI KOMPLIKATIONEN

Viele Frauen, die bei einer früheren Geburt aus unterschiedlichen Gründen traumatisiert wurden, entwickeln bei einer erneuten Schwangerschaft große Ängste, dass sich die traumatischen Erfahrungen wiederholen könnten. Nach David Cheek und Stan Grof besteht allerdings auch die Möglichkeit, dass traumatische Erfahrungen bei der eigenen Geburt sich später unbewusst auf das Erleben der Schwangerschaft und der Geburt auswirken können.

David Cheek pflegte in Hypnose mittels ideomotorischer Fingersignale auch diese Faktoren zu überprüfen und konnte in vielen Fällen durch hypnotherapeutische Interventionen eine überraschende Lösung von Schwangerschaftsproblemen bewirken. In einer Falldarstellung erwähnte er eine Mutter, die den errechneten Geburtstermin schon länger überschritten hatte. Er induzierte bei ihr eine Trance und führte eine ideomotorische Befragung mit Fingersignalen durch. Dabei erinnerte sie die eigene traumatische Geburtserfahrung und erkannte, dass sie ihrem Kind auf unbewusster Ebene ein ähnliches Erlebnis ersparen wollte. Nachdem diese Angst durch hypnotherapeutische Interventionen abgebaut werden konnte, kam die Geburt prompt in Gang.

Vorzeitige Wehen

Eine der gefürchtetsten Komplikationen während der Schwangerschaft sind vorzeitige Wehen. Oft sind diese das Ergebnis pathologischer physiologischer Prozesse, wie z. B. eine intrauterine Infektion, hormonelle Störungen, uterine Durchblutungsstörungen oder Beeinträchtigungen des Fötus. Ich möchte hier das Augenmerk mehr auf die innerpsychischen und psychosozialen Faktoren lenken, die offensichtlich eine wichtige Rolle beim Auslösen frühzeitiger Wehen spielen. In einem Artikel zu den psychosomatischen Aspekten

114

frühzeitiger Wehen erwähnt die Gynäkologin Martina Rauchfuß (2000) Ergebnisse einer Studie, die auf einen engen Zusammenhang zwischen mütterlichem Stress und Frühgeburtlichkeit hinweisen. Im Vordergrund steht die interdisziplinäre Studie des Berliner Forschungsverbundes „Public Health", die im Berliner Charité-Krankenhaus durchgeführt wurde. Das Projektthema war die „Soziopsychosomatisch begleitete Schwangerschaft", wobei untersucht wurde, ob es zwischen der Qualität der Paarbeziehung und einer Frühgeburtlichkeit bei Müttern einen Zusammenhang gibt. Die Ergebnisse der Studie weisen sehr deutlich auf einen solchen Zusammenhang hin und zeigen, dass eine glückliche Paarbeziehung offenbar das Risiko einer Frühgeburt deutlich verringert. Auch die Gynäkologin Ch. Schulz-Züllich berichtete in einem Vortrag auf einer Tagung in Saarbrücken 1997, dass bei frühzeitigen Wehen fast immer auch ein ungelöster Konflikt im Hintergrund vermutet werden kann, den die Frau als sehr belastend erlebt. Die Schwangeren reagierten dann auf diesen Druck häufig psychosomatisch, wobei das Einsetzen vorzeitiger Wehen unbewusst eine Art „Lösung" darstelle. Allein dadurch, dass sie sich als betreuende Ärztin die Zeit nimmt, diese Konflikte anzusprechen, um gemeinsam mit den Frauen in wertschätzender und ressourcenorientierter Weise alternative Lösungen zu finden, führt oft zu einer Beruhigung und gelegentlich sogar zu einem Stopp der frühzeitigen Wehen. So konnte sie in ihrer Praxis die nebenwirkungsreiche medikamentöse Behandlung der Frauen reduzieren. Zugleich gelang es ihr, die mit vorzeitigen Wehen häufig verbundenen Krankenhausaufenthalte zu reduzieren, die von den Frauen oft als zusätzliche Belastung erlebt wurden, vor allem wenn sie zu Hause noch Kinder zu betreuen hatten.

David Cheek wies in Seminaren und in seinen Veröffentlichungen auch auf innerpsychische Faktoren bei frühzeitigen Wehen hin. Unbewusste Ängste oder ungelöste Schuldkomplexe sind seiner Meinung nach potenzielle Auslösefaktoren. Nach seiner Beobachtung konnten frühzeitige Wehen auch durch nächtliche Träume ausgelöst werden. In diesen Fällen nutzte er ideomotorische Signale, um die Ursachen auf unbewusster Ebene zu finden und diese gegebenenfalls zu behandeln. In einem Fallbeispiel ließ er eine Patientin mit massiven religiösen Schuldgefühlen und Selbstbestrafungstendenzen ein Interview und einen Rollentausch mit einem wohlwollenden und vergebenden Gott vornehmen. Dadurch gelang es, diese Selbstbestrafungstendenz zu relativieren und zu transformieren.

9. Ausführliche Fallbeispiele zu Hypnotherapie und Selbsthypnose in der Schwangerschaft

FALLBEISPIEL 1: PAARKONFLIKTE IN DER SCHWANGERSCHAFT

Ein Ehepaar, die Frau im dritten Monat schwanger, wurde von Bekannten zu mir geschickt. Als Anliegen schilderte die Frau, dass sie mit fortschreitender Schwangerschaft das Gefühl habe, dass ihr Mann sie ablehne, ihr sogar mit verletzender Gleichgültigkeit begegne, obwohl sie sich beide dieses Kind gewünscht hätten. Zuvor sei ihr Mann sehr liebevoll gewesen. Der Ehemann bestätigte, dass er selbst nicht so genau wisse, warum er manchmal ärgerlich auf seine Frau sei, wenn diese so freudig von dem Kind spreche oder etwas für das Kind eingekauft werden solle. Im Laufe des Gespräches konnte er die für ihn selbst schambesetzten Rivalitätsgefühle dem ungeborenen Kind gegenüber ansprechen. Er verstand sich selbst nicht mehr und hielt sich für kindisch.

Beide fanden es sehr beruhigend zu hören, dass sich bei vielen Paaren in der Schwangerschaft alte, vergessen geglaubte Ängste, Gefühle oder Probleme wieder melden, die vor Ankunft des Kindes besser gelöst werden sollten. Auch bei anderen Paaren setze die Aussicht auf eigene Kinder oft eigene kindliche Erinnerungen und Erlebnisse frei, sowohl negative als auch positive. Ich erklärte, dass es gut ist, darüber miteinander zu sprechen, um frei für die weitere Entwicklung zu werden. Meist erzähle ich von anderen Paaren mit ähnlichen Problemen und wie diese nach der Lösung dieser Probleme wieder liebevoll und verständnisvoll miteinander umgehen konnten.

Beide waren in meine Praxis gekommen, um ihr Problem mithilfe von Hypnotherapie zu lösen, aber auch weil sie gehört hatten, dass hypnotherapeutische Geburtsvorbereitung die Geburt erleichtern könne. Ich fragte, wie üblich, zunächst nach den Vorstellungen über Hypnose, um eventuelle falsche Vorstellungen korrigieren zu können.

Danach bot ich dem werdenden Vater an, in der Trance eine Lösung für das angesprochene Problem zu finden. Ich erklärte, dass sein Unbewusstes bereits jetzt eine Lösung wisse, in der Trance könne er mit diesem unbewussten „Lagerhaus" an Wissen in Kontakt kommen, um die bereits vorhandene Lösung zu finden. Außerdem würde er so seiner Frau ermöglichen, erst einmal bei ihm zuzuschauen, wie das mit der Hypnose funktioniert, und er könne es ihr hinterher auch noch einmal genau erklären, wie man in Trance geht, wie man sie erkennt, und vor allem herausstellen, was ihm dabei besonders gut getan habe.

In der ersten Sitzung machte ich ihn zunächst mit Trance vertraut und induzierte eine Entspannungstrance, bei der es um Wohlgefühl und das Aufsuchen von einem angenehmen inneren Ort ging. Während dieser Trance wurden auch ideomotorische Fingersignale installiert.

Nach der Trance berichtete er seiner Frau über die angenehmen Erfahrungen und dieses ungewöhnliche Gefühl in den Fingern, wenn diese sich ganz von allein bewegen. Er habe alles mitbekommen und fühle sich jetzt richtig wohl. Das würde ihr auch gut tun. In der zweiten Sitzung wurden in der Trance ideomotorische Fingersignale benutzt, und er erinnerte sich daran, wie er als kleiner Junge und als mittleres Kind unter der Geburt seines jüngeren Bruders gelitten hatte, der nur ein Jahr nach ihm geboren wurde und alle Aufmerksamkeit auf sich zog. Er hatte damals das Gefühl, dieser habe ihm alles weggenommen. Er sei auch manchmal richtig eklig zu seinem kleinen Bruder gewesen, habe nicht auf ihn aufpassen und mit ihm spielen wollen. Dabei sei er so ein Sonnenschein gewesen, jeder habe ihn gern gehabt.

Er konnte seine damaligen Gefühle deutlich wahrnehmen und den Zusammenhang zu seinem jetzigen Problem erkennen: Es war die Angst des kleinen Jungen, dass dieses Baby ihm seine Frau wegnehmen könnte. Er verstand, dass, wenn er gegenüber seiner Frau distanziert reagierte, er nicht mehr wie der erwachsene Mann und werdende Vater fühlte und handelte, sondern wie der kleine, traurige und einsame Junge von damals. In seinen Augen wurde in solchen Momenten seine Frau zu seiner eigenen Mutter, die scheinbar dem Rivalen den Vorzug gegeben hatte.

117

Die Distanzierung konnte er so als einen Versuch des kleinen Jungen würdigen, mit dem Schmerz und der Enttäuschung allein fertig zu werden. Durch Reparenting (Arbeit mit dem inneren Kind) und Ressourcenarbeit konnte diese alte Erfahrung bearbeitet und in einen neuen Zusammenhang gestellt werden. Danach bat ich ihn, wie in einem Science-Fiction-Film, in der Zeit voraus zu reisen, bis zu dem Zeitpunkt, wo er seine Frau bei der Geburt des gemeinsamen Kindes unterstützt, bis das Kind schließlich geboren und in seinen Arm gelegt wird. In diesem Moment sollte er sein Kind als erwachsener Mann und liebevoller Vater betrachten und es liebevoll streicheln. Vielleicht könne er die Liebe zwischen sich und seiner Frau und die gemeinsame Verbundenheit zu dem Kind spüren.

Danach forderte ich ihn auf, zeitlich noch ein wenig weiter in die Zukunft zu reisen, vielleicht ein paar Stunden oder Tage, bis er nicht nur den Großeltern und Geschwistern, sondern auch seinen Kollegen und Freunden, die bereits Väter sind, mit Stolz die Geburt seines Kindes mitteilt und herauszufinden, woran er erkenne, dass er nun Mitglied im „Klub der Väter" geworden sei. Diese Sitzung war für den Ehemann und seine Frau emotional berührend und wohltuend.

Es kam in der Folge zu einer deutlichen Verbesserung der Beziehung zwischen den beiden. Die Frau war nicht mehr enttäuscht von ihrem Mann und konnte seine vorherige Verhaltensweise besser einordnen. Der Ehemann war sehr erleichtert, dass er sich in der Trance und auch im Nachhinein so richtig auf das Baby freuen konnte, weil er sich wieder wie ein erwachsener und stolzer werdender Vater fühlte. Die Frau hatte nun auch das Gefühl, dass ihr Mann stolz auf sie und das gemeinsame Baby ist, und konnte ihrem Mann dadurch wieder liebevoll begegnen.

FALLBEISPIEL 2: SCHUTZ DER NEUEN SYSTEMGRENZEN

Ein Arzt aus meiner Ausbildungsgruppe hatte ein Ehepaar zu mir geschickt, das trotz großem Kinderwunsch lange Zeit kinderlos geblieben war. Inzwischen war es durch In-vitro-Fertilisation zu einer Schwangerschaft gekommen. Beide freuten sich riesig darüber, die zukünftigen Großeltern waren „ganz aus dem Häuschen". Die Situation wurde von beiden trotz der Freude aber auch als große Belastung erlebt. Die Ehefrau befürchtete, dass sich die Großeltern „auf das Enkelchen stürzen" würden und sie selbst fast nichts mehr zu sagen hätte. Auch hatte die Frau Angst, dass sie das Kind vor lauter Druck und Stress verlieren könne, obwohl es dafür keinen medizinischen Anhaltspunkt gab. Seit Beginn der Schwangerschaft konnte die junge Frau sich kaum der ungebetenen Ratschläge seitens der Eltern und Schwiegereltern erwehren.

Beide kamen zu den Gesprächen, und es stellte sich bald heraus, dass die Frau sich wünschte, dass ihr Mann sich gegenüber seinen Eltern klarer abgrenzen solle, auch wenn deren Einmischung gut gemeint sei. Beide hatten die Situation für sich so konstruiert, dass sie nur verlieren konnten:

„Entweder wir grenzen uns ab, dann sind die Eltern, die uns ja auch viel Gutes getan haben, beleidigt, und wir verlieren vielleicht die Unterstützung. Oder wir lassen sie gewähren, dann gehen sie über unsere Grenzen hinweg, nehmen uns das Kind aus den Händen, und wir haben nichts mehr zu sagen."

Das Hauptanliegen war: eine sozialverträgliche Form zu finden, wie die Grenzen zu den Herkunftsfamilien klarer gezogen werden konnten, ohne zu kränken und die Loyalität gegenüber den Großeltern zu verletzen.

Für die Paarbeziehung war es wichtig, dass der Mann diese Abgrenzung zum Schutze seiner neuen Familie vollzog. Sie wollte kein „Mamasöhnchen", das sich herumdirigieren lässt.

Ich erzählte ihnen mehrere Fallgeschichten von Erickson, bei denen es genau um diese Frage ging. Besonders erheiternd fanden sie die Geschichte von dem jungen Paar, das jeden Samstag Besuch von den Eltern bekam, die dann das Haus putzten und den Rasen mähten. Diese jungen Leute hätten gerne ihre Wochenenden für sich gehabt, wollten aber die wohlmeinenden Eltern nicht brüskieren, indem sie diese wegschickten.

Ericksons Intervention beinhaltete keinerlei Konfliktgespräche, sondern ein indirektes Vorgehen. Das junge Paar sollte besonders viel Arbeit während der Woche aufheben und den Eltern diese Arbeit am Wochenende einfach parat legen. Erickson beauftragte sie, es sich demonstrativ im Haus bequem zu machen und auf gar keinen Fall mitzuarbeiten. Vielmehr sollten sie die Eltern für so viel Hilfsbereitschaft loben und immer mal wieder freundlich Hinweise auf noch zu erledigende Arbeiten geben.

Ich ließ das Ehepaar raten, was dann passierte, und sie lagen vollkommen richtig. In der Falldarstellung wurden die Besuche der Eltern deutlich seltener, weil sie zu dem Schluss kamen, die jungen Leute sollten ihre Arbeit ruhig selbst erledigen. Diese und ähnliche Geschichten brachten die beiden auf neue Ideen, und sie fanden gute Möglichkeiten, die Grenzen unter Wahrung der Loyalität klarer zu ziehen.

FALLBEISPIEL 3: AMBIVALENZGEFÜHLE GEGENÜBER DEM KIND

Eine Schwangere im sechsten Monat machte sich schwere Vorwürfe, weil sie zu Beginn der Schwangerschaft mit dem Gedanken gespielt hatte, die Schwangerschaft abzubrechen. Sie machte sich zu diesem Zeitpunkt massiv Sorgen um ihre Zukunft, wusste auch nicht, ob sie mit dem Vater des Kindes zusammenbleiben wollte, weil sie ihn noch nicht so lange kannte. Inzwischen freute sie sich auf ihr Kind und hatte sich auch innerlich für die Beziehung entschieden. Der werdende Vater freute sich vom ersten Moment an über die Schwangerschaft und stand eindeutig zu ihr, was in ihren Augen wesentlich zur positiven Wende beigetragen hatte.

Die Klientin fragte nach hypnotherapeutischen Möglichkeiten, die ihr helfen könnten, die Selbstvorwürfe und quälenden Gedanken zu beenden. Obwohl sie sich jetzt auf das Kind freue, habe sie Angst, dass allein schon der Gedanke an Abtreibung dem Kind geschadet habe. Ich versicherte ihr zunächst, dass diese Phase der Ambivalenz in mehr oder weniger starker Ausprägung bei fast allen Schwangeren, selbst bei denen, die ihr Wunschkind erwarten, völlig normal sei. Schließlich habe sie sich ja durch diese Ambivalenz und Angst durchgekämpft und sich bewusst für ihr Kind entschieden. Ich bot ihr an, selbst Kontakt mit ihrem Kind in der Trance aufzunehmen, um zu sehen, ob alles in Ordnung sei. Ich erklärte ihr auch, dass ihr Unbewusstes, das immer in enger Verbindung mit ihrem Kind stehe, ihr Auskunft geben könne.

Ich induzierte eine Trance, die auf das Empfinden von Wohlgefühl und Entspannung ausgerichtet war. Meist beinhaltet dies das Aufsuchen eines besonders angenehmen inneren Ortes. Ideomotorische Fingersignale wurden installiert und die Trance ratifiziert. Sie erlebte diese Trance als sehr wohltuend.

In der nächsten Sitzung ging sie wieder in Trance, und ich bat sie, sich vorzustellen, wie irgendein Teil ihres Körpers anfängt zu lächeln und wie ansteckend so ein freundliches Lächeln ist, so dass alle Organe und Gewebe beginnen, sich gegenseitig zuzulächeln, bis das Lächeln auch beim Uterus ankommt, der von allen umgebenden Organen und Geweben, sogar von den Knochen, freundlich angelächelt wird und nun auch seinerseits das Kind von allen Seiten anlächelt. Ich bat sie zu beobachten, wie das Kind auf diese Freundlichkeit des ganzen Körpers seiner Mama reagiere und was ihr Kind dann mache. Ich schlug ihr vor, mit ihm auf geistigem Wege zu sprechen, es zu fragen, wie es ihm gehe, und es sogar mit ihren geistigen Händen zu streicheln.

Diese Trance ist eine so genannte dialogische Trance, bei der die Klientin während der Trance spricht und beschreibt, was sie wahrnimmt. Auf ihre bange Frage hin, ob sie dem Kind durch ihre Gedanken geschadet habe, antwortete es mit einem Lächeln und der Aussage „nein", es hätte sowieso schon gewusst, dass sie sich auf es freuen würde, und sich nicht um ihre Zweifel gekümmert.

Die Klientin musste lachen, weil das Lächeln ein Zeichen des Wohlbefindens war. Ich bat sie, ihrem Kind für seine weitsichtige Klugheit zu danken und ihm dazu zu gratulieren. Sie versprach dem Kind, öfter mit ihm in Trance zu sprechen. Nach der Reorientierung ging es der Klientin richtig gut, in der Folgezeit liebte sie es, mit ihrem Kind intensiven Kontakt zu pflegen. Auch die Selbstvorwürfe waren verschwunden.

FALLBEISPIEL 4: STRESSREDUKTION UND ENTSPANNUNG

In den letzten acht Wochen vor der Geburt ihres Kindes bat mich eine Freundin um hypnotherapeutische Hilfestellung zur Reduktion von Stress am Arbeitsplatz. Als freiberufliche Architektin war sie zu diesem Zeitpunkt gerade mit der Bauleitung einer Großbaustelle beauftragt. Sie arbeitete mit vielen ausschließlich männlichen Subunternehmern zusammen und hatte das Gefühl, kaum noch zur Ruhe zu kommen. Manchmal scherzte sie, dass sie nicht hoffe, zwei Stunden vor der Geburt im Kreissaal schnell noch eine Rechnung unterschreiben zu müssen oder ein Angebot prüfen zu müssen.

Ich schlug vor, ihr Selbsthypnose beizubringen, weil sie diese Methode bei Bedarf selbst einsetzen könne. Da wir uns schon lange kennen und ich ihr auch bereits über Hypnose erzählt hatte, war sie höchst motiviert.

Zunächst wollte ich mit ihr die Ziele des Selbsthypnosetrainings abklären und herausfinden, was genau sie in welchen Situationen ändern wolle. Hypnotherapeuten wissen, dass allein durch die Art der Befragung eine Orientierung in Richtung Lösung erreicht werden kann. Die Architektin wollte vor allem auf der Baustelle, auf der es ständig Hektik und unvorhergesehene Situationen gab, mehr Gelassenheit entwickeln. Sie wolle ruhig und gelassen auf die Arbeiter und ihre Anliegen reagieren, um konzentrierter arbeiten zu können. Vor allem aber wolle sie abends zu Hause den Tagesstress ablegen können, weil sie gerade abends darüber nachdenke, ob auf der Baustelle alles in Ordnung sei. Das halte sie für wenig sinnvoll, denn so könne sie den Abend weder genießen noch sich erholen oder gut schlafen. Sie wolle diese Gedanken gern abstellen können um Ruhe zu finden.

Auf meine Frage nach angenehmen Tätigkeiten oder erholsamen Erlebnissen, berichtete sie von einem Urlaub auf einer griechischen Insel. Sie liebe das Meer mit all seinen wunderbaren Farben und genieße es, in diesem klaren, türkisblauen Meer zu schwimmen, am Strand zu sitzen oder aufs Meer zu schauen.

Daraufhin induzierte ich zum „Kennenlernen" eine Trance. Sie entwickelte sehr leicht einen angenehmen Trancezustand, und ich machte sie mit den verschiedenen Anzeichen für Trance bekannt, wie z. B. einer veränderten subjektiven Körperwahrnehmung in den Händen. Sie nahm die Handkatalepsie sehr deutlich wahr, worauf ich die posthypnotische Suggestion einbaute, damit sie in Zukunft leicht selbst einen Trancezustand induzieren könne, wenn sie das wünsche. Dazu brauche sie sich nur bequem hinzusetzen oder zu legen und sich an dieses veränderte Gefühl in den Händen und den Blick aufs Meer zu erinnern. Dann bat ich sie, sich zu reorientieren, und erklärte ihr die vertiefende Wirkung einer fraktionierten Tranceinduktion.

Sie berichtete, dass sie das Erleben sehr angenehm fand. Ich bat sie nach einem kurzen Gespräch, sich wieder bequem hinzusetzen und sich zu erlauben, dieses typische Trancegefühl in den Händen wieder entstehen und dabei eine wohltuende, optimal tiefe Trance sich entwickeln zu lassen. Dann nutzte ich ihre Schilderung von dem erholsamen Urlaub am Meer und bat sie, innerlich am Meer ihren Lieblingsplatz aufzusuchen und diesen mit allen Sinnen intensiv wahrzunehmen und zu beschreiben. Anschließend schlug ich ihr vor, aus ihrem unbewussten Wissensspeicher einen Ort auftauchen zu lassen, real oder imaginär, an dem sie sich absolut gelassen, ruhig, entspannt und sicher fühlen könne. Diesen Ort sollte sie wieder mit allen Sinnen wahrnehmen und beschreiben.

Plötzlich lächelte sie in der Trance, und auf meine Frage, was sie wahrnehme, beschrieb sie zu ihrer eigenen Überraschung eine Art Grotte, in der sie mit Blick aufs griechische Meer saß. Sie sagte, die Grotte bestehe aus einem besonders harten Beton, etwa eineinhalb Meter dick, und einer stabilen Stahlarmierung. Die Grotte schützte sie und hielt ihr sozusagen „den Rücken frei", und sie sagte: „Da kommt noch nicht mal ein Panzer durch." Innen war diese Grotte gemütlich ausgepolstert, und sie fühlte sich vor jeder Störung geschützt. Sie sah im Meer noch spielende Delphine, was sie daran erinnerte, dass es auch noch andere wichtige Dinge im Leben als Stress und Arbeit gebe. In der Trance sprach sie mit ihrem ungeborenen Kind, dabei tauchte das Bild einer Venus, die auf Schaumkronen reitet, auf.

Mit der posthypnotischen Suggestion, dass sie jederzeit, wann immer sie es brauche oder wolle, diese ihre Grotte aufsuchen könne, bat ich sie, sich durch Rückzählen zu reorientieren. Diese Imagination half ihr in den folgenden Wochen außerordentlich effektiv dabei, den anliegenden Stress zu bewältigen. Sie hatte dadurch auch das Gefühl, mehr Distanz zur Alltagshektik wahren und Wichtiges von Unwichtigem besser unterscheiden zu können.

FALLBEISPIEL 5: EINSCHLAFSTÖRUNGEN

Mit einer Patientin, die nach der Geburt ihres Kindes unter massiven Schlafproblemen litt, führte ich ein Selbsthypnosetraining zum besseren Einschlafen durch. Ihr Problem war, dass sie auch im Bett nicht aufhören konnte zu denken. Sie konnte daher nicht richtig entspannen, und das Einschlafen fiel ihr sehr schwer. Seit der Geburt des Kindes hörte sie nachts jedes Geräusch, was in einem gewissem Ausmaß viele Mütter und Väter von Neugeborenen erleben.

Die Patientin wollte lernen, dieses Gedankenkarussell zu stoppen und sich zu entspannen, um dann einschlafen zu können. Darüber hinaus wollte sie weiter die Geräusche ihres Kindes wahrnehmen und darauf reagieren können, doch wenn sie das Kind versorgt hatte, wollte sie in der Lage sein, gleich wieder einzuschlafen.

Zu diesem Zweck entwickelte ich mit ihr in der Trance die folgende Imagination im Rahmen einer Geschichte, die ihr beim Einschlafen und Durchschlafen helfen könnte:

Eine gute Königin lebt mit ihrem König mitten in der Hauptstadt ihres Landes in einem großen Palast. Um den Palast gibt es in konzentrischer Anordnung sieben große Mauern, in die bewachte Tore eingebaut sind. Dort stehen die Wachmänner mit ihren Hellebarden und wachen darüber, dass nur diejenigen in den Palast eintreten können, die auch die Erlaubnis dazu haben. Die Königin hat ein ruhiges, gemütliches Schlafgemach ganz im Innern des Palastes, wo ein wunderbares gemütliches Bett steht, wo es ganz leise ist und sie sich bestens erholen kann. Dort stehen Wachen, die darauf achten, dass sie ganz für sich sein kann. Eine Amme bewacht ihr Kind in einem Seitenraum und weckt sie nur, wenn das Kind sie braucht. Dadurch kann sie sich vollkommen von ihren täglichen Amtsgeschäften entspannen und erholen.

Jeden Tag zu einer bestimmten Zeit hält sie eine Audienz in den äußeren Räumen des Palastes ab, wohin dann ihre Untertanen – die Gedanken – mit ihren Anliegen kommen dürfen. Aber schön diszipliniert, einer nach dem andern und nicht alle durcheinander, so dass sie auch jedem die notwendige Beachtung schenken und überlegen kann, wie sie mit seinem Anliegen umgehen soll. Die Wachen achten auch auf Disziplin, so dass sich nicht manche Gedanken immer wieder vordrängeln können. Wenn die Audienzzeit vorbei ist, müssen die Gedanken gehen und können am folgenden Tag zur nächsten Audienz wieder erscheinen. Dadurch dass die Wachen so auf die Einhaltung der Regeln achten, sind die Gedanken selbst auch schon sehr diszipliniert geworden. Nach der Audienz zieht sich dann die Königin zum Ausruhen in ihre Kammer und ihr gemütliches Bett zurück.

Und sie kann gut einschlafen, denn sie weiß, dass ihre Wachen alle Eindringlinge fern halten. Sie sind stark, loyal und sehr wachsam. Die Wachen tun ihre Arbeit ganz perfekt und ganz von allein, und so kann sie vor allem am Abend, wenn sie ins Bett geht, in Ruhe den Schlaf genießen, weil auch die Amme – ihr Unbewusstes – bei dem Kind wacht. Die Königin kann sich vollkommen in ihrem weichen wunderbaren Bett entspannen, Muskel für Muskel, und diese angenehme Müdigkeit genießen sowie den tiefen erholsamen Schlaf, aus dem sie am nächsten Morgen vollkommen erfrischt aufwachen wird. Und falls ihr Kind sie braucht, wird sie aufstehen und ihr Kind gut versorgen und anschließend in ihrem Bett gleich wieder in einen angenehmen und tiefen Schlaf sinken und am nächsten Morgen erfrischt und erholt zugleich aufwachen.

Mit der Vorstellung, dass die Wachen an den Toren ganz selbstständig ihre Arbeit tun, konnte die Patientin schon nach kurzer Zeit sehr viel besser schlafen. Selbst wenn sie nachts aufwachte und das Kind versorgen musste, konnte sie wieder gut einschlafen.

FALLBEISPIEL 6: VORZEITIGE WEHEN

Eine gute Bekannte von mir war im fünften Monat schwanger. Es ging ihr gut, und sie und ihr Mann freuten sich sehr auf das Kind. Eines Abends erhielt ich ein Fax von ihrem Mann mit der Information, dass plötzlich frühzeitige Wehen eingesetzt hätten. Eine Ultraschalluntersuchung in einer nahe gelegenen Klinik habe den Verdacht auf eine Missbildung des Fötus ergeben, ein schrecklicher Schock für beide. Man habe ihr sofort angeboten, dass sie das Kind „wegmachen" lassen könne. In einem Telefonat bestärkte ich den Vater des Kindes in der Absicht, zuerst noch eine weitere Kontrolluntersuchung bei einem Spezialisten in der Universitätsklinik abzuwarten. Das dortige Ultraschallergebnis zeigte eine normale Entwicklung des Kindes. Meine Bekannte blieb auf Anraten der dortigen Ärzte in der Klinik, um die Wehentätigkeit einzudämmen, da jeder gewonnene Tag und jede weitere Woche die Chancen des Kindes bei einer Frühgeburt erhöhen würden. In dieser Zeit sprach ich mit meiner Bekannten telefonisch über die Selbsthypnoseübungen, die sie anwenden könnte. Diese bestanden vor allem darin, in der Trance intensiv den Kontakt zu ihrem Baby aufzunehmen und ihm mitzuteilen, dass es für seine Gesundheit besser sei, wenn es noch ein bisschen im Uterus ausharren würde, bis es gefahrlos geboren werden könne. Die Wehentätigkeit beruhigte sich in den folgenden Tagen, auch unter dem Einfluss der Medikamente. Nach einiger Zeit meinten die Ärzte, dass das Kind auch im Falle einer Frühgeburt inzwischen gute Überlebenschancen habe.

Meine Bekannte wandte regelmäßig Selbsthypnose an und hatte den Eindruck, dass das Kind nun drängte, geboren zu werden. Tatsächlich wurde es bald geboren, und es zeigte sich, dass eine Plazentainsuffizienz vorlag. Das Kind wurde nach der Geburt auch auf der Frühgeborenenstation intensiv von seinen Eltern betreut, wobei die so genannte Känguru-Technik angewendet wurde, bei der das frühgeborene Kind viel Körperkontakt mit seinen Eltern hat. Es leuchtet unmittelbar ein, dass dies einen stabilisierenden und förderlichen Effekt auf die Entwicklung des Frühgeborenen hatte. Die Mutter berichtete später, dass ihr die Selbsthypnose in der Phase des Krankenhausaufenthaltes vor der Geburt eine große Hilfe und Beruhigung war, weil sie den Eindruck gewonnen hatte, ihr Kind wisse genau, dass es hoch erwünscht ist, und dass es angesichts der drohenden Mangelernährung durch die insuffiziente Plazenta den relativ optimalen Geburtszeitpunkt abgewartet hätte.

10. Selbsthypnose und Hypnotherapie zur Geburtsvorbereitung

Die Vorbereitung auf die Geburt mit Hypnose kann mittels Fremd-hypnose oder Selbsthypnose erfolgen, einzeln oder in Gruppen. Die Ziele der Geburtsvorbereitung können genauso effektiv mit Selbst-hypnose erreicht werden wie mit Fremdhypnose. Deshalb wird heute in der Regel Selbsthypnose vermittelt. Selbsthypnose bietet die Möglichkeit, den Einsatz der Methode nach Bedarf selbst zu steuern. Die Methode kann später im Sinne einer Kompetenz-generalisierung auch in anderen Bereichen eingesetzt werden, wobei sie an die jeweils neuen Ziele angepasst wird.

Ein weiterer Vorteil der Selbsthypnose ist, dass normalerweise nur eine leichte bis mittlere Trancetiefe erreicht wird, so dass die Gebärende jederzeit ansprechbar und kooperationsfähig bleibt. Eine Schwangere, die bei mir Selbsthypnose zur Geburtsvorbereitung lernte und unter Multipler Sklerose leidet, entdeckte, dass sie diese Methode auch bei unangenehmen medizinischen Untersuchungen einsetzen konnte. Eine andere Patientin, die bei mir eine hypnoti-sche Allergiebehandlung erhalten hatte, konnte durch eine kleine Modifikation Selbsthypnose auch bei einer Zahnbehandlung einset-zen.

Wenn es nur um die hypnotische Vorbereitung auf die Geburt geht, dann reicht es in der Regel, im letzten Drittel der Schwanger-schaft mit dem Selbsthypnosetraining zu beginnen. Die Frauen ha-ben dann noch genügend Zeit, um zu Hause zu üben und das Ge-lernte „auf Knopfdruck" anwenden zu können. Dies ist für den Erfolg unerlässlich. Das Erlernen der Selbsthypnose ist nicht aufwändig, ein tägliches Üben von circa 15–20 Minuten reicht aus, um nach kurzer Zeit die angestrebten Ergebnisse zu erreichen. Die hypnotische Geburtsvorbereitung ist ein zusätzliches Angebot. Sie kann die regulären Geburtsvorbereitungskurse und die Schwangerschaftsgymnastik nicht ersetzen. Wenn sie mit den anderen Methoden der psychologischen Geburtsvorbereitung kombiniert wird, steigert sie in jedem Fall deren Effektivität. Ein zentrales Anliegen in der hypnotischen Geburtsvorbereitung ist nicht nur die Schmerzkontrolle, sondern auch die Förderung des Wohlbefindens bei der Geburt. Darauf werde ich später noch zurückkommen, wenn es um das Erlernen von hypnotischen Schmerzkontrollmöglichkeiten geht.

Zunächst gilt es, die allgemeinen Ziele der hypnotischen Geburtsvorbereitung zu nennen:

Allgemeine Ziele der hypnotischen Geburtsvorbereitung

– Wissen über den physiologischen Ablauf der Geburt vermitteln
– das Vertrauen der Schwangeren in die eigene, angeborene Fähigkeit eine normale Geburt zu erleben, stärken und auf die Normalität der Geburt fokussieren
– die Schwangere/das Paar auf eine normale Geburt vorbereiten, trotz der Begrenzungen im „Klinik-Setting"
– die psychologischen Aspekte der Geburtsvorbereitung betonen, nicht die medizinischen
– selbsthypnotische Methoden zur mentalen und körperlichen Entspannung vermitteln
– den häufigen mentalen Kontakt mit dem Kind anregen, die Vorfreude auf seine baldige Geburt unterstützen
– verschiedene Techniken der hypnotischen Schmerzkontrolle vermitteln
– verschiedene Stadien der Geburt bzw. des Geburtsablaufes als posthypnotische Auslösereize installieren
– gegenüber unbeabsichtigten negativen Suggestionen während der Geburt immunisieren
– immunisieren gegen andere Störreize im Kreissaal
– Ankertechniken für Wohlbefinden oder Analgesie mit dem Partner zusammen entwickeln
– Suggestionen für Wohlbefinden nach der Geburt, rasche Heilung und gute Laktation entwickeln

In meine Vorgehensweise bei der Geburtsvorbereitung fließen natürlich viele Anregungen mit ein, die ich im Laufe der Jahre den verschiedenen Fachpublikationen entnommen habe. Dazu gehören die Arbeiten von Hilgard, Secter, Chiasson, Wester, Hartland, Alman und Lambrou sowie von Cheek, Chertok, Langen und natürlich die Publikationen von Erickson.

Ein besonders gelungenes Beispiel für die Anwendung hypnotherapeutischer Grundprinzipien nach Erickson in der Geburtsvorbereitung fand ich in einem Artikel von Noelle Poncelet (1985). Ich halte ihre diesbezüglichen Überlegungen und Vorgehensweisen für so hilfreich, dass ich sie hier zusammengefasst wiedergeben möchte:

Poncelet entwickelte ihr Vorgehen für werdende Eltern, die eine traditionelle Geburtsvorbereitung durchlaufen und in einem ganz normalen Klinikkreissaal entbinden wollen. Sie bereitet, wenn möglich, immer das werdende Elternpaar gemeinsam auf die Geburt vor. Auch der Partner erlernt Selbsthypnose und kann diese später bei der Geburt einsetzen, um sich selbst wohl zu fühlen und um aktiv für seine Frau da zu sein bzw. sie bei ihrer eigenen Trance optimal unterstützen zu können. Das ist auch vor dem Hintergrund wichtig, dass das medizinische Personal nicht immer informiert ist, wie eine Frau, die Selbsthypnose anwendet, begleitet werden kann.

In der Klinik herrscht auch im Kreissaal oft Hektik und Zeitdruck, und der Fokus der Aufmerksamkeit richtet sich fast ausschließlich auf die Sicherheit von Mutter und Kind. Poncelet schreibt:

„… und wenn der Ehemann bei dieser Fokussierung mitmacht und die Schwangere nichts anderes zu tun hat, dann entsteht eine sehr starke Kontextsuggestion:

– sich auf die physiologischen Empfindungen der Kontraktion zu konzentrieren
– diese in Erfolgskriterien von cm der Muttermunddehnung zu übersetzen
– sich vom Partner aufmuntern und den Verlauf der Kontraktionen entlang ‚schubsen' zu lassen
– sich Sorgen um die eigene Sicherheit und die des Kindes zu machen (und dabei möglicherweise ans CTG festgehakt zu sein).

Zu diesem Eintopf noch eine Prise Familienmythen über Schwangerschaft und Geburt und einige Sensationsgeschichten von wohlgesonnenen Freunden dazugegeben, und es ist kein Wunder, daß dann Ängstlichkeit und Schmerz das vorherrschende ‚Hauptgericht des Tages' werden" (Poncelet, 1985).

Ein wichtiges Vorgehen ist es daher, den Fokus der Eltern wieder auf die Normalität der Geburt zu lenken, und ihnen dabei behilflich zu sein, sich gegen zu viel ängstigende Kontextsuggestionen oder auch negative verbale Suggestionen von unwissendem Personal zu immunisieren. Der wichtigste Fokus ist die Liebesbeziehung zwischen Mann und Frau und die Möglichkeit, zusammen durch die Geburt eines gemeinsamen Kindes zu wachsen. Hypnose ist hervorragend geeignet, um diesen Wechsel des Fokus so zu vollziehen, dass die Geburt ein wichtiges biografisches Übergangserlebnis für die Mutter, den Vater und das Kind wird. Dieses ist verbunden mit Loslassen und dem Eintreten in eine neue Lebensphase.

Jeder wichtige biografische Übergang im Leben enthält eine Phase der Unsicherheit und der Angst. Diese natürlich auftretende Angst ist ein transformatives Element, eine positive Energie, die man nutzen kann. Sie muss nicht in Schmerzen verwandelt werden. Die Übergangsphasen enthalten eine wunderbare Gelegenheit zu reifen, zu wachsen, sich weiterzuentwickeln und die Paarbeziehung zu vertiefen.

Poncelet legt in der Vorbereitung des Paares großen Wert darauf, wie beide lernen können, ihre emotionalen Bedürfnisse detailliert auszusprechen. Dazu werden sie ermutigt, sorgfältig abzuwägen, was der jeweils andere tun kann und will, um diese Bedürfnisse zu befriedigen. Zum Beispiel fühlen sich die werdenden Väter während der Geburt oft hilflos und von ihrer Frau emotional getrennt, weil sie nicht genau wissen, wie sie ihre Frau unterstützen können. Vielleicht lernen sie nun, dass es ihrer Frau einfach wichtig ist, dass sie ruhig und präsent bleiben, liebevoll sind, und sie gar nicht viel machen müssen. Unterstützung kann auch bedeuten, einen bestimmten Berührungsanker für Entspannung oder Analgesie bei der Frau auszulösen.

Poncelet ermuntert die Paare, auch über potenzielle Ängste zu sprechen. Sie konnte feststellen, dass die werdenden Väter häufig Angst haben, dass ihre Frau und/oder das Kind stirbt oder dass die Frau ebenfalls Angst vor dem Sterben hat. Erickson begegnete Ängsten und Befürchtungen immer mit „Pacing". Er akzeptierte vollkommen die besondere Form, wie diese Ängste sich bei seinen jeweiligen Klienten manifestierten. Ebenso pflegte er die positive Funktion der Angst als einen Versuch der Lösung anzuerkennen. Im „Leading" kann der bisherige Bezugsrahmen, innerhalb dessen die Ängste entstanden sind, erweitert werden. Erickson war der Meinung, dass Angst oft entsteht, wenn der Bezugsrahmen, um Ereignisse zu verstehen, zu eng geworden ist.

Poncelet versucht daher, diese Ängste in einen tieferen und weiteren Zusammenhang zu stellen. Indem sie mit dem Paar über das unbewusste Wissen um die Ähnlichkeit von Tod und Geburt spricht, gewinnen die Ängste eine andere Dimension von Bedeutung. Sie spricht darüber, dass das Unbewusste die Ähnlichkeiten der Körperreaktionen, der Bewegungen und Laute erkenne, die ein Mensch sowohl beim Gebären als auch beim Sterben von sich gibt. Sie ähneln zudem sexuellen Reaktionen. Das Ergebnis dieser Gespräche sei meist, dass das Paar diese Ängste in ihrer erweiterten Bedeutung anerkennen, würdigen und sie dann auch, mit Erleichterung, loslassen könne.

DIE PSYCHOLOGIE DES SCHMERZEMPFINDENS UND HYPNOTISCHE ANALGESIE

Zum besseren Verständnis der im Selbsthypnosetraining vermittelten hypnotischen Schmerzbewältigungsstrategie gehe ich auf einige fachliche Erläuterungen zum Thema Schmerz ein: Schmerzen haben in den meisten Fällen eine Warn- und Signalfunktion. Es ist daher nicht sinnvoll, den Schmerz ganz auszuschalten, bevor er diese wichtige und auch diagnostische Funktion erfüllt hat und eine adäquate medizinische Behandlung eingeleitet werden konnte. Ist dies geschehen, könnte der Schmerz genauso gut weniger spürbar sein oder werden, er müsste aber im Verlauf der Heilung, falls notwendig, weiteren Handlungsbedarf signalisieren.

Schmerz: ein psychologisches Phänomen

Aus der psychosomatischen Forschung wissen wir, wie sehr psychische Faktoren auf die physiologische Reaktion des Körpers einwirken können. Psychische Probleme können schmerzhafte Rückenprobleme, Lähmungen, Herzbeschwerden. Kopfschmerzen und vieles mehr verursachen. Dies ist ein Hinweis darauf, dass das Empfinden von Schmerz zum großen Teil ein komplexes biopsychosoziales Phänomen ist. Folgende psychischen Faktoren beeinflussen hauptsächlich die Schmerzwahrnehmung:

– die aktuelle Schmerzreaktion
– die Erinnerung an vergangene Schmerzerlebnisse
– die Vorwegnahme von zukünftigem Schmerz

131

- Erwartungen des kulturellen und familiären Umfeldes
- potenzielle wichtige Funktionen von Schmerz, wie Hilfe bekommen, unbewusste Selbstbestrafungstendenzen etc.

Darüber hinaus werden individuelle psychische Faktoren wiederum in einem hohen Maße durch bestimmte Kontextfaktoren oder kulturell beeinflusst. Auch Grantley Dick-Read sprach davon, dass durch die Erwartung von Schmerz Angst entsteht, diese wiederum zu einer starken psychischen und physischen Anspannung bei der Schwangeren und schließlich zu einem verstärkten Schmerzempfinden führen kann. In allen Kulturen gibt es Hinweise auf Frauen, die schmerzfrei entbunden haben. Es bleibt die Frage offen nach dem Unterschied zwischen den Frauen, die beispielsweise bei der Geburt große Schmerzen empfinden, und jenen, die wenig oder gar keine Schmerzen haben oder diese nicht zeigen.

Geburtsschmerz
Der Geburtsschmerz nimmt eine Sonderstellung ein, da er eine normale physiologische Ursache hat und in der Regel nicht auf eine Verletzung oder ein pathologisches Geschehen hinweist. Um zu signalisieren, dass die Geburt normal voranschreitet, braucht es nicht unbedingt Schmerz. Druckgefühle oder spürbare muskuläre Anstrengungen erfüllen diese Funktion genauso. Daher wurde in den letzten Jahrzehnten viel getan, um für die Frauen durch Schmerzreduktion die Geburt zu erleichtern. Es wurde nach Wegen gesucht, dem Schmerz auf psychologischer und mentaler Ebene etwas entgegenzusetzen.

In der Geburtshilfe und der tranceerzeugten Analgesie wird darauf geachtet, dass die Analgesie sich nur auf das normale Unwohlsein bei der Geburt bezieht, andere Schmerzen aber, z. B. aufgrund einer Verletzung, so lange spürbar bleiben, bis die Verletzung fachgerecht medizinisch versorgt ist.

Die Fähigkeit der Schwangeren, sich zu entspannen, beruht nicht nur auf dem Ausmaß ihrer Suggestibilität, sondern auch auf ihrer Einstellung zur Schwangerschaft, ihrer emotionalen Reaktion darauf und ihren vorherigen Erfahrungen und Reaktionen auf Schmerz, ihre persönliche Schmerzschwelle und ob sie Erstgebärende oder Mehrgebärende ist.

132

Alle diese emotionalen Faktoren können mit Hypnose kontrolliert werden.

Ein entscheidender Schritt bei der Erforschung von Schmerz war die Entdeckung der körpereigenen Morphine, Endorphine genannt, die auf natürliche Art zu einem Verschwinden von Schmerzen oder zu einer Anhebung der Schmerzschwelle in bestimmten Situationen führen. Zeitweilig glaubte man, dass hypnotische Analgesie (Schmerzunempfindlichkeit) oder gar Anästhesie (totale Unempfindlichkeit und Taubheit) auf eine Ausschüttung von Endorphinen während der Trance zurückgingen. Das konnte aber bisher nicht nachgewiesen werden.

Wie im dritten Kapitel schon erwähnt, steigt in existenziellen Bedrohungen die Schmerzschwelle, wenn der Kampf oder Fluchtreflex ausgelöst wird. Im entscheidenden Moment bleibt ein verletzter Mensch handlungsfähig, was unter Umständen sogar sein Überleben sichert. Aber auch im Alltag lassen sich zahlreiche Beispiele dafür finden, dass wir zumindest zeitweise Schmerzen oder Körperempfindungen zu vergessen scheinen. Üblicherweise sind wir dann ausschließlich auf etwas anderes konzentriert. In der Schmerzforschung und Schmerztherapie macht man sich verhaltensbiologisches Wissen ebenso zu nutze wie in der Hypnotherapie. Im hypnotischen Trancezustand besteht die Möglichkeit, indirekt über die Entwicklung hilfreicher Imaginationen und Suggestionen das Schmerzempfinden so zu beeinflussen, dass Schmerzen geringer werden oder gar ganz verschwinden können.

Hypnotische Methoden der Schmerzreduktion

Wissenschaftler gehen davon aus, dass Angst, Anspannung, Langeweile, kurz jede Konzentration auf Schmerz diesen auch verstärkt. Alles, was man beachtet, wird stärker. Dies erfolgt selbst durch nicht beabsichtigte Sprachsuggestionen, wie z. B. die liebgemeinte Nachfrage: „Tut es noch weh?" oder die ängstliche Erwartungshaltung beim Arzt: „Hoffentlich tut's nicht so weh!".

Es gibt im Wesentlichen zwei Strategien zur Schmerzreduktion oder sogar Schmerzbeseitigung:

1. Man kann in das Schmerzempfinden „hineingehen" und seine Qualität oder auch die Bedeutung der Empfindung verändern.
2. Man kann vom Schmerz „weggehen", sich mental entfernen.

In der Hypnotherapie können alle diese Strategien zur mentalen Schmerzreduktion eingesetzt werden, jedoch müssen sie für die Klienten passgenau „maßgeschneidert" werden, denn welche der Strategien für jemanden am ehesten funktioniert, ist nicht ohne weiteres vorauszusagen.

Strategien des „Hineingehens"

- Die Bedeutung des Schmerzes kann durch Umdeuten (Reframing) verändert werden. So wird die Empfindung durch die neue Bedeutung auch in ihrer Wahrnehmung verändert. Zum Beispiel sind die Kontraktionen des Uterus bei der Geburt Ausdruck anstrengender Arbeit, aber nicht schmerzhaft.
- Man kann den Schmerz je nach Bedarf durch die Vorstellung eines inneres Bildes z. B. von einer Schalttafel ausschalten oder dimmen.
- Man kann mit Hilfe eines inneren Bildes die Qualität des Schmerzes beschreiben oder symbolisieren und dann in der Trance diese Qualität langsam verändern, beispielsweise könnte eine Farbe des Wohlbefindens in das Gebiet des Schmerzes strömen und sich dort verbreiten.
- Die Bedeutung, die wir einer Sache geben, beeinflusst unsere Gefühle und unser Körperempfinden, z. B. bringt bei der Geburt jede Kontraktion die Frau näher zu ihrem Kind und einer erfolgreichen Geburt.
- Man kann bewusst den Atem zu der schmerzenden Stelle schicken, hinatmen und dies mit wohltuenden Suggestionen verbinden, z. B. von Kühle oder Wärme.

Strategien des „Weggehens"

- Man kann sich mental von einem Teil des Körpers „abspalten" (Dissoziation). Dadurch wird dieser Körperteil wenig oder gar nicht gespürt. Oder man kann sich „wegbeamen" oder in der Imagination eine intensive Beschäftigung aufnehmen, die sich nicht mit Schmerzen vereinbaren lässt, um den akuten Schmerz dadurch „auszuschalten". Diese Technik wird häufig von Hypnosezahnärzten verwendet, z. B. lässt der Patient den Körper im Zahnarztsessel und geht mental an einen schönen, angenehmen Ort. Trotzdem weiß er aber, dass er da ist, denn er lässt nur den Körper oder einen Körperteil zurück.
- Schmerzen lassen sich durch Ablenkung vergessen. Dabei wird der Fokus auf etwas Anderes, Interessantes gelenkt. Schmerzen werden vergessen, wenn man intensiv etwas sehr Erfreuliches oder Witziges erlebt. Das heißt nichts anderes, als dass wir nicht gleichzeitig ein spannendes Buch lesen und unsere Kopfschmerzen spüren können. Bei kleinen Kindern bewirkt Ablenkung oft sehr schnell, dass der Schmerz vom Hinfallen vergessen wird.

Hypnotische Analgesie bei der Geburt

Auch in der hypnotherapeutischen Geburtsvorbereitung geht man davon aus, dass sich das Schmerzempfinden im Wesentlichen aus zwei Faktoren zusammensetzt:

1. dem psychologischen Überbau von Angst, Spannung und Schmerz, der hauptsächlich aufgrund von anerzogener Erwartung und gängiger Glaubenssysteme zustande kommt und nicht rein physiologisch erklärbar ist
2. und physiologisch durch die Kontraktionen der Uterusmuskulatur und die Dehnung des Gewebes, wenn das Kind geboren wird.

Die Fähigkeit der Schwangeren, sich zu entspannen, beruht nicht nur auf dem Ausmaß ihrer Suggestibilität, sondern auch auf ihrer Einstellung zur Schwangerschaft, ihrer emotionalen Reaktion darauf und ihren vorherigen Erfahrungen und Reaktionen auf Schmerz, ihrer persönlichen Schmerzschwelle und ob sie Erstgebärende oder Mehrgebärende ist. Alle diese emotionalen Faktoren können mit Hypnose kontrolliert werden.

Erickson dachte in Polaritäten: Wo Schmerz ist, existiert auch das Gegenteil, nämlich Lust und Wohlbefinden. Besonders deutlich wurde dies bei einem Fall von Phantomschmerz, den Erickson behandelte: Wenn ein Phantomschmerz spürbar ist, kann auch ein Phantomwohlgefühl empfunden werden, und das unangenehme Gefühl kann sich in eine Region verlagern, die körperlich greifbar ist. Ähnlich wie in Ericksons Fallbeispiel „Rhea", das im Abschnitt „Hypnotherapie nach Milton H. Erickson" ausführlich dargestellt wurde, lautet die hypnotherapeutische Standardfrage: Was will die Schwangere statt der Schmerzen wahrnehmen? Und was wird sie fühlen, wenn die erwarteten Schmerzen einfach wegbleiben? Wird es eine Art Taubheit sein, wie wenn man mit den Händen die Kühltruhe ausgeräumt hat oder das Bein eingeschlafen ist? Je spezifischer sie antworten kann, umso besser und wirksamer kann die Analgesie vorbereitet werden. Die Fragen sollen einen entsprechenden Suchprozess auszulösen, der verstärkt wird durch alltägliche Situationen, in denen Analgesie spontan auftritt.

Auf einem Workshop zum Thema psychologische Veränderungen der Schwangeren bei der Geburt stellte Phyllis Klaus sieben charakteristische Punkte vor, die sie unter dem Begriff „Laboring mind response" zusammenfasste. Das Wissen um diese speziellen Reaktionsweisen und Bewusstseinsveränderungen während der Geburt kann für die werdenden Eltern genauso hilfreich sein wie für alle anderen bei einer Geburt anwesenden Personen. Diese Charakteristika vermitteln zudem einen besseren Einblick in die Erlebnisweise der Schwangeren. Die ausgeprägten Veränderungen des psychischen Zustandes und der Verhaltensreaktionen beginnen bei den meisten Schwangeren in der ersten Phase der Geburt, sobald der Muttermund anfängt, sich zu dehnen und zu öffnen.

Folgende charakteristische Veränderungen bei Gebärenden beschreibt Phyllis Klaus (1997):

1. **Größere rechtshemisphärische Orientierung**, d. h. analytisches Denken und logische Argumentation nehmen ab, die Gehirnfunktionen, die mit analogem Denken, Kreativität, künstlerischem Tun und Intuition in Verbindung gebracht werden, „übernehmen".

2. **Ein veränderter Bewusstseinszustand** stellt sich ein, wenn die Eröffnungsphase beginnt und voranschreitet. Der Fokus der Aufmerksamkeit richtet sich mehr nach innen bzw. auf die Kontraktionen und die Personen in der unmittelbaren Umgebung. Diese werden quasi „zur Welt". Die Gebärende reagiert jetzt weniger rational, sie zeigt mehr intuitives und instinktives Verhalten. Es kann sogar vorkommen, dass sie während der Entbindung vergisst, dass sie ein Kind zur Welt bringt, so als ob sie in diesem Zustand das Ziel der Wehentätigkeit vergessen würde.

3. **Veränderte Wahrnehmung von Raum und Zeit.** Mit fortschreitender Wehentätigkeit wird die Raum-Zeit-Wahrnehmung der Schwangeren zunehmend verzerrt. Die Gebärende glaubt, dass die Kontraktionen viel länger dauern, als dies tatsächlich der Fall ist.

4. **Erhöhte emotionale Sensitivität.** Die Frau wird im Laufe der Entbindung zunehmend empfindsam, verletzlich und abhängig

auf die Menschen reagieren, die ihre Geburt begleiten. Gleichzeitig beeinflussen ihre Emotionen wiederum sehr stark den Geburtsverlauf. Daher wirkt ein emotional nährendes, liebevolles und unterstützendes Verhalten seitens der bei der Geburt anwesenden Personen sehr wohltuend auf die Gebärende, reduziert Ängste und damit auch Schmerzen.

5. **Herabgesetzte soziale Hemmschwelle.** Während der Entbindung ist die soziale Hemmschwelle bei fast allen Frauen deutlich herabgesetzt. Es ist ein Zeichen dafür, dass die „psychologische Entbindungsreaktion" in Gang gesetzt wurde. Manche versuchen sich noch zu kontrollieren und in gewisser Weise darauf zu achten, wie sie auf andere wirken. Es wird der Gebärenden oft gleichgültig, wer sie unbekleidet sieht oder ihre sinnlichen Geräusche hört. Die begleitenden Personen sollten wissen, dass dies ein normales Verhalten ist, das ermutigt werden sollte.

6. **Erhöhte Bereitschaft, auf Suggestionen zu reagieren.** Während des Entbindungsprozesses reagiert eine Frau viel leichter auf direkte und indirekte Suggestionen in ihrer Umgebung, als sie es jemals im normalen Wachzustand täte. Kritische Bemerkungen von Anwesenden, Spannungen und Störungen in ihrer Umgebung belasten sie sehr stark und haben eine negative Wirkung auf den Geburtsverlauf. Genauso intensiv wirken sich freundliche Ermutigung, Lob und die Unterstützung durch Imaginationen aus und können den Verlauf der Entbindung und die Effektivität der Wehentätigkeit auf positive Weise fördern.

7. **Ausgesprochen sexuelles Verhalten.** Obwohl Sexualität mit Vergnügen und Wehen mit Schmerzen assoziiert werden, findet der Geburtsprozess in denselben Organen statt, in denen auch sexuelle Lust empfunden wird. Entbindung ist sozusagen auch ein sexueller Prozess. Dies heißt nicht, dass die Entbindung ein sexuelles Erlebnis oder unbedingt vergnüglich ist. Es gibt allerdings eine verblüffende Ähnlichkeit zwischen diesen beiden Prozessen. Sowohl bei der Geburt als auch beim sexuellen Höhepunkt kommt es zu rhythmischen Kontraktionen, obwohl diese Kontraktionen bei der Entbindung stärker sind. Während beider Prozesse produziert die Vagina Flüssigkeit und öffnet sich. Zudem werden beide Aktivitäten eher mit rechtshemisphärischer Hirnaktivität in Verbindung gebracht.

Sowohl Milton H. Erickson als auch David Cheek und Michel Odent schildern Geburten von Klientinnen, die eindeutig sexuell erlebt wurden. Die meisten Menschen finden diese Idee erst einmal abwegig, allerdings gibt es eigentlich keinen Grund, warum das nicht so sein sollte. Die Liste von Verhaltensweisen, die von Phyllis Klaus als „labouring mind response" bezeichnet wird, weist ebenfalls auf diese Verbindung hin.

Verhaltensbiologisch würde es zumindest Sinn machen, dass das Verhalten, das dem zentralen Anliegen der Erhaltung der Art dient, durch Lustempfinden „belohnt" wird, wie auch der Vorgang der Zeugung in der Regel lustvoll ist und ein Gefühl des Wohlbefindens zur Folge hat. Frauen haben oft einen „gequält ekstatischen" Gesichtsausdruck beim Orgasmus wie kurz vor der Geburt. Hinzu kommt, dass beide Prozesse von ähnlichen Geräuschen begleitet werden wie Stöhnen, Jammern, Seufzen. Beides sind Primärprozesse, die am meisten befriedigend sind, wenn eine Frau sich körperlich, geistig und emotional einfach dem Erleben überlässt.

11. Das Selbsthypnosetraining für die Geburt

Es folgen nun die einzelnen Schritte des Selbsthypnosetrainings zur Vorbereitung auf die Geburt. Das allgemeine Vorgehen wurde bereits in Kapitel 7 beschrieben. Die einzelnen Schritte werden beibehalten, aber auf die speziellen Erfordernisse bei der Geburt hin spezifiziert. Besonders günstig ist es, wenn der Partner, der bei der Geburt anwesend ist, auch bei der hypnotischen Geburtsvorbereitung teilnehmen kann. Um diese maßschneidern zu können, ziehe ich die Einzelvorbereitung von Schwangeren und ihren Partnern vor. Als ich einmal mit einer Gruppe von Schwangeren arbeitete, habe ich schließlich doch Einzelsitzungen angeboten, um für die Schwangeren die optimale Form der Tranceinduktion und der Schmerzkontrolle herauszufinden und ihnen diese auf Band zu sprechen. Eine Mischform, bei der das Selbsthypnosetraining sowohl in der Gruppe als auch in Einzelkontakten stattfindet, kann vielleicht ein guter Kompromiss zwischen Zeitökonomie und effektivem individualisiertem Vorgehen sein.

Viele Schwangere finden es am Anfang hilfreich, wenn sie eine Zeit lang mit Tonbandkassetten aus dem Selbsthypnosetraining üben können. Wenn sie dann schon viel geübt haben, entwickeln sie ihre persönliche Art, in Trance zu gehen, und können die gewünschten Effekte, wie z. B. eine Analgesie, selbst erzeugen.

Erste Sitzung: Informationen, Fragen und erste Trance

Nach der Kontaktaufnahme müssen, wie schon vorher beschrieben, auch hier zunächst sorgfältig die Vorstellungen über Hypnose und die Erwartungen an die hypnotherapeutische Geburtsvorbereitung

geklärt werden. Danach sollten folgende Informationen vermittelt werden, um eine gute und realistische Grundlage für die Selbsthypnose zu schaffen:

Notwendige Informationen für die Schwangere bei der Geburtsvorbereitung mit Selbsthypnose

- **Geburt ist ein natürlicher physiologischer Vorgang.** Der Körper der Frauen ist seit Jahrtausenden von der Evolution mit allem ausgestattet, was sie für eine normale Geburt braucht.
- **Das Vorgehen bei der Selbsthypnose sollte erklärt werden** mit Beispielen von Alltagstrancen und spontaner Selbsthypnose.
- **Selbsthypnose ist genauso wirksam wie Fremdhypnose:** die Unterschiede erklären.
- **Der Hypnotherapeut ist nicht anwesend bei der Geburt.** Die Schwangere lernt Trance selbst herbeizuführen und einzusetzen, wie sie es braucht.
- **Wichtig ist, selbst zu üben und mitzuarbeiten, um Erfolg zu haben.** Die Schwangere entscheidet, ob sie übt und daher Erfolg erwarten kann oder nicht.
- **Aufklärung über Zusammenhänge zwischen körperlichem und psychischem Wohlbefinden und Schmerzempfinden.**
- **Aufklärung über Pränatalpsychologie;** den Kontakt zum Kind („Bonding") fördern.
- **Aktive Rolle der Schwangeren:** Die Selbsthypnose erlaubt der Schwangeren eine aktive Rolle bei der Geburt ihres Kindes.
- **Kooperationsfähigkeit** mit der Hebamme und/oder Arzt/Ärztin ist bei der Selbsthypnose gewährleistet.
- **Schmerzkontrolle:** Um keinen kontraproduktiven Leistungsdruck zu erzeugen, sollte keine völlige Schmerzfreiheit versprochen werden.
- **Medikamente:** Die Schwangere sollte wissen, dass auch medikamentöse Mittel zur Schmerzkontrolle eingesetzt werden können, wenn sie das möchte. Die Dosis wird jedoch reduziert sein.

Grundlegende Fragen zum psychosozialen Umfeld der Schwangeren

Es hat sich in meiner Arbeit mit Schwangeren bewährt, einige Fragen zum psychosozialen Umfeld zu stellen, um zu klären, ob es interne oder externe Faktoren gibt, die den Geburtsverlauf potenziell negativ beeinflussen können. Diese sollten, wenn möglich, vor der Geburt bearbeitet und in ihrer Wirkung neutralisiert werden. Manche dieser Faktoren können durch einfaches Befragen herausgefunden werden, es gibt jedoch auch unbewusste Faktoren, die man nur in der Trance mit Hilfe ideomotorischer Signale identifizieren kann.

So kann eine Frau unbewusste Schuldgefühle und daraus resultierende Selbstbestrafungstendenzen aus der Vergangenheit mitbringen. Dies kann sich, ohne dass die Schwangere es weiß, während
der Geburt schmerzverstärkend auswirken. Durch hypnotherapeutisches Vorgehen lassen sich diese Faktoren gut neutralisieren. David Cheek überprüfte sie bei Schwangeren
regelmäßig vor der Geburt durch einfaches Checken mit ideomotorischen Fingersignalen oder Handlevitation. Folgende Informationen
sollten erfragt werden:

Familiengeschichten und Überlieferungen zur Geburt
Viele Frauen haben in ihrer Familie und im Freundeskreis schon
viel über Geburten gehört. Wenn es positive Verlaufsschilderungen
waren, kann dies sogar hilfreich sein und das Vertrauen der Frau
stärken, selbst auch eine gute Geburt zu haben. Oft hören die Frau-
en aber auch schlimme Geschichten über die Geburtsverläufe in ihrer Familie, gelegentlich wird beim Erzählen aus einer einzelnen
schwierigen Schwangerschaft oder Geburt gleich eine Familien-
tradition.

Loyalität im Leiden: systemische Aspekte
bei schwierigen Geburten
Vor allem wenn eine Frau schon eine schwierige Geburt mit Komplikationen erlebt hat oder bereits Fehlgeburten hatte, sollte diese
Form der geheimen Loyalität in Betracht gezogen werden. Besonders wenn die Gesundheit oder gar das Leben der eigenen Mutter
bei der Geburt der Klientin bedroht war, kann eine „Loyalität im
Leiden" bei der Geburt des eigenen Kindes ausgelöst werden. Wenn
eine Schwangere erzählt: „Meine Mutter sagt, in unserer Familie
haben alle Frauen schwierige Geburten gehabt", dann wäre es fast
illoyal, selbst einfach, leicht und normal zu gebären.

Körperliche Selbstwahrnehmung
Dazu gehören Fragen nach der psychosexuellen Entwicklung, dem
Körpergefühl und der Akzeptanz der Schwangerschaft. Auch die
Frage nach Phantasien über die Geburt kann hilfreiche Anhaltspunk-
te für die spätere Trancearbeit geben.

Ist die Schwangere Erstgebärende oder Mehrgebärende?

Es ist sinnvoll, bei einer Mehrgebärenden nachzufragen, wie die erste Geburt verlief und was sie sich für dieses Mal wünscht. Bei einer Erstgebärenden sollte die Frage darauf abzielen, wie sie sich den Verlauf der Geburt ihres Kindes vorstellt.

Partnerschaft und Familienbeziehungen

Es ist gut, über die partnerschaftliche Beziehung zu sprechen, aber auch nachzufragen, wie die beiden Herkunftsfamilien zu der Schwangerschaft und dem zukünftigen Enkelkind stehen. Wird die Schwangerschaft von beiden Herkunftsfamilien positiv gesehen oder stößt sie auf Ablehnung? Haben die beiden Partner schon stabile Grenzen um ihr eigenes Familiensystem gezogen? Steht der Ehemann/Partner ganz hinter seiner Frau?

Den Vorgang der Geburt erklären: physiologisch und psychologisch

Normalerweise werden die Schwangeren bereits in den Geburtsvorbereitungskursen von den Hebammen mit dem Ablauf der Geburt vertraut gemacht. Ich frage trotzdem noch einmal genau nach, wie sich die Schwangere den Ablauf der Geburt vorstellt, denn häufig tauchen bei dieser Schilderung schon Redewendungen oder Bilder auf, die später für die Trance utilisiert werden können. Außerdem möchte ich sicher gehen, dass sie dieses Wissen hat.

Natürliche psychische Veränderungen während der Geburt

In den wenigsten Fällen erhalten Schwangere Informationen darüber, dass sie während der Geburt ganz natürlich in einen anderen Bewusstseinszustand, einen Trancezustand, wechseln.

Diese Veränderung zeigt sich in einer anderen Wahrnehmung und einem deutlich veränderten Verhalten im Gegensatz zum normalen Wachzustand. Es erleichtert sowohl die Schwangeren als auch ihre Partner, wenn sie um diese normalen geburtstypischen Veränderungen wissen und diese würdigen können.

Phasen der Geburt: Bilder und Metaphern

Um aus der Schilderung der Schwangeren schon eventuelle Anhaltspunkte für die Gestaltung von Metaphern oder Innenbildern zu gewinnen, frage ich danach, ob der Schwangeren für einzelne

Geburtsphasen schon einmal bildhafte Vergleiche eingefallen sind. Bilder, Symbole und Metaphern sind die Sprache des Unbewussten und können sehr wirkungsvoll für Geburtstrancen verwendet werden.

Erste Tranceübung

Die Schwangere bzw. das Paar lernt, in Trance zu gehen. Die erste Trance dient dem Kennenlernen des hypnotischen Zustandes und sollte angenehm und entspannend sein. Dazu wird häufig die Suggestion gegeben, einen angenehmen inneren Ort aufzusuchen, wobei das Gefühl von Entspannung und Wohlbefinden über alle Sinneskanäle registriert und vertieft wird. Dies ist in Kapitel 7 über Selbsthypnose schon ausführlich beschrieben. Man kann den Partner bitten, zuerst in Trance zu gehen und seiner Frau auf diese Art sozusagen als Modell zu dienen. Sie kann dann von außen beobachten, wie Trance „aussieht" und sich anschließend von ihrem Mann schildern lassen, wie er selbst die Trance erlebt hat. Anschließend kann die Frau in Trance gehen und der Mann beobachtet. Dies stärkt das Gefühl dafür, dass die Selbsthypnose ein gemeinsames Unterfangen sein kann, von dem aber beide auch getrennt profitieren.

Dabei kann die Metapher vom Fahrradfahren-Lernen (s. a. Kapitel 7) auch in die Trance eingebaut werden als Erinnerung an frühes Lernen.

Bei beiden wird die Trance ratifiziert, zum Beispiel durch eine Handlevitation, so dass sie in Zukunft erkennen können, wann der Trancezustand eingetreten ist. Das Erleben einer unwillkürlichen Körperreaktion stärkt das Vertrauen in die Fähigkeit des Unbewussten, gewünschte hypnotische Phänomene selbstständig auszulösen. Zur Ratifizierung können verschiedene Trancephänomene genutzt werden.

Wichtig ist auch das Erlernen von Rückführungstechniken zum Beenden der Trance. Ich benutze dazu meist das Zählen von 10 rückwärts bis 1, wobei die Klientinnen gebeten werden, bei jedem Einatmen zu zählen, sich ein wenig mehr zu orientieren und schließlich wieder ganz frisch und hellwach zu sein.

ZWEITE SITZUNG: SELBSTINDUKTION, SUGGESTIONS- UND METAPHERNENTWICKLUNG ZU DEN GEBURTSPHASEN

Nachdem die Erfahrungen mit und nach der ersten Sitzung besprochen wurden, steht nun das Einüben verschiedener Selbsthypnosetechniken auf dem Programm. Auch hier kann der Ehemann oder Partner mitmachen.

Mit der Schwangeren wird besprochen, wie wirksam Imaginationen sind, um während der Geburt in Trance zu gehen und bestimmte Ziele zu erreichen. Die Trance kann auch genutzt werden, um besonders wirksame Bilder oder Imaginationen auftauchen zu lassen, die metaphorisch ein gewünschtes Ergebnis darstellen, z. B. eine Körperreaktion.

Einüben verschiedener Selbstinduktionsmethoden

Hier geht es um das Erlernen und Einüben verschiedener Tranceinduktionen (s. a. Kapitel 7). Gemeinsam mit der Klientin wird herausgearbeitet, welche Form der Induktion am besten funktioniert und welche Imaginationen für Entspannung sie als besonders wirkungsvoll erlebt. Das Material für eine passende Tranceinduktion sowie die später für das jeweilige Ziel entwickelten Imaginationen können sowohl im wachbewussten Zustand als auch in der Trance erfragt werden.

Phasen der Geburt

Um die Ziele für die Selbsthypnose festzulegen, werden die Stadien des Geburtsvorganges noch einmal mit der Schwangeren besprochen, denn die Ziele orientieren sich am normalen Ablauf der Geburt mit den verschiedenen Phasen.

Eröffnungsphase

Während der Eröffnungsphase dehnt sich der Gebärmuttermund (Zervix) so, dass das Kind aus der Gebärmutter hinaus in den Geburtskanal gelangt. Dies ist in der Regel die längste Phase. Von ihr hängt ab, ob die Geburt angenehm empfunden wird. Potenziell schmerzhaft können zwei so genannte „Durchbruchphasen" sein: Einmal wenn der Muttermund 6–7 cm weit geöffnet ist, und zum anderen kurz bevor der Muttermund ganz eröffnet ist. Im ersten Fall kann es sein, dass die Schwangere sich entmutigt fühlt und das

Gefühl hat, dass es nicht weitergeht. Zur Bewältigung dieser Situation werden mit der Schwangeren passende Suggestionen und Imaginationen entwickelt.

Austreibungsphase
Das Kind passiert den Geburtskanal, an dessen Ende die eigentliche Geburt stattfindet. In der Regel dauert sie ungefähr eine halbe Stunde. Die letzte Durchbruchphase geht sehr schnell und manchmal mit großer Kraft. Auch hierfür müssen die Suggestionen und Imaginationen maßgeschneidert entwickelt werden.

Ausstoß der Plazenta
Die Geburt ist beendet, wenn die Nachgeburt vollständig ausgestoßen wurde. Diese Phase dauert oft nur einige Minuten.

DRITTE SITZUNG: ZIELE SPEZIFIZIEREN UND RESSOURCEN FINDEN

Ziele spezifizieren
Bei den Zielen für die Geburt steht meist der normale sichere Ablauf der Geburt im Vordergrund sowie der Wunsch, mit Selbsthypnose besser entspannen und Schmerzen verringern zu können. Wenn die Schwangere den Wunsch hat, Schmerzen hypnotisch „auszuschalten" oder zu verringern, dann muss, ähnlich dem Vorgehen Ericksons im Fall „Rhea", genau erfragt werden, was die Schwangere anstatt der Schmerzen fühlen möchte. Es wird sozusagen ein mentales Feld von Möglichkeiten aufgebaut, um die Schmerzerwartung durch alternative Empfindungen zu ersetzen.

Ressourcen für die Ziele finden
In der Trance ist es möglich, auf Erfahrungen zurückzugreifen, die unter Umständen weit zurückliegen und für den Geburtsvorgang im Sinne einer Ressource nutzbar gemacht werden können.

Schmerzunempfindlichkeit
Um eine Analgesie zu erzeugen, könnte sich die Schwangere beispielsweise an die Gefühllosigkeit in den Händen erinnern, wie sie es vielleicht als Kind ohne Handschuhe bei einer längeren Schneeballschlacht erlebt hat. In der Trance können diese Empfindungen

intensiv wiedererlebt und für Analgesiesuggestionen während der Geburt genutzt werden. Mit einem posthypnotischen Auslösereiz verknüpft, kann dieses Gefühl dann in einer bestimmten Phase der Geburt ausgelöst werden. Genauso gut können aber auch Imaginationen oder Innenbilder entwickelt werden, die unterstützend bei der Geburt wirken.

Imaginationen zum Öffnen des Muttermundes

Damit sich der Muttermund öffnen und dehnen kann, muss er sich entspannen und weich werden. In Trance ist es möglich, diese normalerweise unwillkürlichen physiologischen Prozesse indirekt über Imaginationen und bildhafte Vorstellungen zu beeinflussen. Um Suchprozesse in diese Richtung anzuregen, werden Beispiele von anderen Frauen erzählt, die dann mit den eigenen Ideen der Schwangeren ergänzt werden. Oft werden folgende Bilder als Anregung benutzt: Das Öffnen des Muttermundes gleicht einer aufblühenden Blume; der Muttermund dehnt sich wie der Rollkragen von einem weichen Wollpulli.

Wehenpausen: Vorbeugen gegen Ermüdung bei der Geburt

Es gibt eine Vielzahl hilfreicher Imaginationen, um die Schwangere zu unterstützen, sich während der Kontraktionen sehr schnell zu entspannen und zu regenerieren. Sie könnte ein eigenes Energiereservoir imaginieren, das sich wunderbarerweise immer wieder von selbst auffüllt. Manchen Frauen hilft es sehr, wenn sie sich in den Wehenpausen sehr tief entspannen. Auch dies kann mit passenden Imaginationen unterstützt werden.

Imaginationen für Kontraktionen

Auch für die Kontraktionen ist es wichtig, für die Frau passende Bilder und Metaphern zu finden. Einige Beispiele von anderen Frauen sollten genannt werden, um bei der Schwangeren eigene Suchprozesse in diese Richtung auszulösen. Damit kann man Suggestionen verbinden, wie „Mit jeder Kontraktion komme ich der Geburt meines Kindes näher", „Es geht wunderbar voran, und ich kann jeder Kontraktion, wenn sie vorbei ist, für ihre gute Arbeit danken und sie dann vergessen".

Bei einem Vortrag erzählte mir eine Teilnehmerin von einer Bankangestellten, die sie auf die Entbindung vorbereitet hatte. Diese entwickelte das Bild vom „Wehenkonto". Bei jeder Kontraktion imaginierte sie, wie eine Geldmünze von links nach rechts, also vom Wehenkonto auf das Geburts-Erfolgskonto wechselte, das dadurch immer höher wurde, während das Wehenkonto sank.

VIERTE SITZUNG: NACHBESPRECHEN, ÜBEN, MODIFIZIEREN

In der vierten Sitzung werden die Erfahrungen mit den verschiedenen Methoden der Tranceinduktion besprochen. Es wird noch einmal darauf hingewiesen, dass jede Geburt einzigartig ist und nicht exakt vorausgeplant werden kann. Welche Imaginationen die einzelne Frau hilfreich findet, kann extrem unterschiedlich sein. Manche Frauen wählen zur Schmerzkontrolle Imaginationen von Ruhe und Kraft, andere entwickeln in ihren Imaginationen anstrengende körperliche Tätigkeiten, die auf natürliche Weise mit Schmerzerleben unvereinbar sind.

Das sind Tätigkeiten, die sie körperlich und mental völlig absorbieren und/oder ein Überlebensschema aktivieren. Beispiele sind Surfen bei hohen Wellen, Segeln im Gewittersturm, Hindernisreiten etc. Diese anstrengenden sportlichen Tätigkeiten, aktivieren auf der Hirnrinde ein Aktionspotenzial, das Schmerzreize nicht „durchkommen" lässt (vgl. Kapitel 5). In diesen Momenten ist der Körper völlig absorbiert und man denkt nicht darüber nach, wie man etwas macht, weil der Körper alles automatisch richtig macht.

Nicht nur das aktive Absorbiertsein, auch das passive „Versinken" wie in einem spannenden Kinofilm oder die Vorstellung, dass man auf einem Monitor den Weg des Kindes durch den Geburtskanal verfolgt, können eine Analgesie bewirken, weil die Aufmerksamkeit auf einen anderen Bereich der Wahrnehmung fixiert ist.

Für manche Frauen ist es interessant zu hören, dass es zahlreiche ethnologische Berichte über schmerzfreie und sogar orgiastische Geburten gibt. Dies erscheint nicht so abwegig, wenn man bedenkt, dass dieselben Organe und Muskeln sowohl bei dem lustvollen Vorgang der Zeugung als auch bei der Geburt beteiligt sind. Beim Orgasmus und bei der Geburt führt der Uterus kräftige Kontraktionen aus.

Die Schwangere sollte darauf vorbereitet sein, dass es passieren kann, dass alle eingeübten Imaginationen während der Geburt unwichtig werden, weil ihr Unbewusstes überraschend noch viel wirksamere Bilder und Imaginationen freisetzt, um die Geburt zu einem anstrengenden, aber angenehmen Erlebnis werden zu lassen.

12. Hypnotherapie und Selbsthypnose in der postpartalen Phase

Die hypnotherapeutische Vorbereitung der Eltern auf die Phase nach der Geburt erfolgt idealerweise schon während der Schwangerschaft. Auf diese Weise werden die Eltern nicht völlig von Veränderungen überrascht und können schon frühzeitig Bewältigungsstrategien für belastende Situationen entwickeln. Sehr empfehlenswert ist zudem, wenn zukünftige Eltern schon während der Schwangerschaft gemeinsam mit anderen Eltern eine Gruppe bilden, in der sie sich nach der Geburt ihrer Kinder treffen und austauschen können. Auf diese Weise kann auch einer drohenden sozialen Isolierung nach der Geburt vorgebeugt werden, zudem können die Eltern im Kontakt mit „Gleichgesinnten" sich eher bei den vielfältigen neuen Anforderungen des Alltags unterstützen.

DAS WOCHENBETT ALS POSTRITUELLE PHASE

In den unterschiedlichsten Kulturen galt und gilt die Zeit direkt nach der Niederkunft mit dem anschließenden „Kindbett" als besonders prekär für Mutter und Kind. Bei dem natürlichen Übergangsritual von Schwangerschaft und Geburt stellt das Wochenbett die postrituelle Phase dar. Der entscheidende Übergang ist schon durch die Geburt vollzogen, aber noch brauchen Mutter, Vater und Kind Zeit, um sich von den Strapazen zu erholen und sich auf das neue Leben miteinander einzustellen. Darüber hinaus wird das Kind in dieser Zeit auch offiziell in die Gemeinschaft aufgenommen, wenn es in einer feierlichen Zeremonie seinen Namen erhält.

Das so genannte Wochenbett beginnt direkt nach Ausstoßung der Plazenta und erstreckt sich offiziell über acht Wochen. Es diente früher vor allem dem Schutz der Mütter, die durch das so genannte „Kindbettfieber" bedroht waren. Seitdem die Bedeutung der Hygiene zur Vermeidung von Infektionen bekannt ist und die ersten Antibiotika zur Behandlung von Infektionen entwickelt wurden, sind Mütter dieser Bedrohung nicht mehr ausgesetzt.

Viele Frauen fühlen sich in der Zeit nach der Geburt erst einmal sehr unsicher. Ihr Körper beginnt direkt nach der Geburt mit einer großen hormonellen Umstellung, manche Frauen erleben den so genannten „Baby Blues", früher auch die „Weintage" genannt. Diese depressiven Gefühle scheinen weniger aufzutreten, wenn die Frauen direkt nach der Geburt engen und ungestörten Kontakt zu ihrem Kind aufbauen können (vgl. Klaus u. Klaus 1988). Die Gebärmutter bildet sich wieder zurück, und nach ungefähr vier bis sechs Wochen hört der „Wochenfluss" auf, wird wieder ein körperlicher Zustand wie vor der Schwangerschaft erreicht. Wenn die Frauen in einer Klinik entbunden haben, lernen sie meist beim „Rooming-in" das Baby zu wickeln, die Nabelbehandlung durchzuführen und das Kind richtig zu stillen. Oft sind in dieser Zeit die Hebammen und Krankenschwestern der Wöchnerinnenstation die einzigen, die um Rat gefragt werden können. Nicht alle Frauen wissen, dass sie nach der Entlassung aus der Klinik auch zu Hause noch für einige Zeit die Hilfe einer Hebamme in Anspruch nehmen können.

Im Vergleich zu der intensiven medizinischen Betreuung während Schwangerschaft und Geburt wird in dieser Hinsicht die Zeit des Wochenbettes eher vernachlässigt (Geibel-Neuberger 1995, S. 414). Zu Unrecht, denn aus psychosozialer Sicht ist diese Zeit von großer Bedeutung, weil nicht nur eine Vielzahl biologischer, sondern auch psychosozialer Anpassungsleistungen, nun mit dem Kind zusammen, vollzogen werden müssen.

Vom Gelingen dieser Anpassung, sei es die körperliche Regeneration, die Neuorganisation der Paarbeziehung unter Einbeziehung des gemeinsamen Kindes, der Beziehungen zu den jeweiligen Herkunftsfamilien, zu Freunden, zur Arbeit etc., hängt in hohem Maße das Gelingen der Elternschaft und das psychische Wohlbefinden der Eltern und des Kindes ab. Viele spätere Probleme ließen sich vermeiden, wenn Eltern in dieser schwierigen Anpassungsphase bereits eine angemessene Begleitung und Hilfestellung in Anspruch nehmen könnten.

Ich möchte im Folgenden auf einige Möglichkeiten eingehen, wie die Hypnotherapie nach Erickson und die Selbsthypnose sowohl in der Zeit des Wochenbettes als auch danach eine große Hilfe sein können, die anstehenden Veränderungen konstruktiv zu bewältigen.

STILLEN: NAHRUNG, BINDUNG, SICHERHEIT UND GEBORGENHEIT

Das Stillen sollte in jedem Fall ermutigt werden, denn Muttermilch ist trotz aller Umweltprobleme immer noch die beste Nahrung für ein neugeborenes Kind. Der enge Hautkontakt hilft Mutter und Kind sich aneinander zu gewöhnen, zudem bildet sich die Gebärmutter besser zurück. Für das Kind ist außerdem die Kombination von Wärme, Hautkontakt und Geruch der Mutter von entscheidender Bedeutung, um ein Gefühl von Sicherheit und Geborgenheit zu entwickeln. Dies bildet die Grundlage für seine spätere gesunde körperliche und seelische Entwicklung. Auch wird die Beziehung zwischen Mutter und Kind dadurch weiter vertieft und stabilisiert. Die Mutter entwickelt leichter das Gefühl, eine kompetente, gute Mutter zu sein. Dies ist wichtig, damit sie den neuen, oft anstrengenden Alltag mit dem Baby besser meistern kann. Das Stillen ist ein gutes Beispiel für das enge biopsychosoziale Zusammenwirken von Mutter und Kind. Obwohl das Stillen so wichtig ist, kann der Vorgang der Milchbildung durch viele Faktoren beeinträchtigt werden, wie Ängstlichkeit, Unsicherheit, Anspannung und Stress. Durch die mit Selbsthypnose verbundene Entspannung und durch passende Imaginationen und Suggestionen kann das Stillen positiv beeinflusst werden. Dies hilft Mutter und Kind sich entspannter miteinander zu fühlen.

BESUCHE: VERWANDTE UND FREUNDE

Nach der Geburt werden Mutter und Kind in der Regel ohne Zeitbegrenzung besucht. Das ist eine Art Ritual, der jungen Mutter zur

Geburt zu gratulieren, wobei ihr und dem Kind oft ein Geschenk mitgebracht wird. Das Kind wird dadurch sozusagen in die Gemeinschaft aufgenommen. So gut die Besuche oft gemeint sind, können sie zu einer Überforderung werden, weil sie der jungen Familie möglicherweise kaum eine Privatsphäre lassen. Wichtig ist, dass die Frau darin unterstützt wird, auf ihre eigenen Bedürfnisse zu achten. Mit einigen Schwangeren konnte ich schon vor der Geburt über Möglichkeiten sprechen, wie sie den Wunsch nach Besuch von Freunden und Verwandten so gestalten können, dass sie ihn genießen können. Manche Frauen planten daraufhin schon vor der Geburt mit ihren Freundinnen, dass diese als Geschenk eine unterstützende Arbeit im Haushalt oder die Zubereitung eines Essens übernehmen würden. So erreichte die Frau, dass ihre Bedürfnisse nach Erholung und Kontakt gleichermaßen zur Geltung kamen.

VERÄNDERUNGEN FÜR DEN VATER

Auch die Partnerschaft der jungen Eltern wandelt sich. Für den Vater entsteht durch die Geburt erstmals eine äußere Verbindung zu seinem Kind. Er lernt zu akzeptieren, dass fast die gesamte Aufmerksamkeit seiner Frau von dem neuen Familienmitglied beansprucht wird. Dies führt bei manchen Vätern zu einem Gefühl, selbst zu kurz zu kommen, wie dies im Fallbeispiel „Paarkonflikte in der Schwangerschaft" in Kapitel 9 beschrieben wurde. In solchen Momenten kann es sein, dass der Vater beim Anblick der innigen Verbundenheit zwischen seiner Frau und dem Baby eine spontane Altersregression erlebt und sich plötzlich wieder klein und an den Rand gedrängt fühlt. Die frisch gebackene Mutter hat dann eventuell das Gefühl, dass ihr Mann zu einem zusätzlichen anspruchsvollen Kind regrediert, statt von einem erwachsenen Ehemann und Vater, der sie und das Baby liebt, die notwendige Unterstützung und Ermutigung zu erhalten, die sie gerade jetzt selbst dringend braucht. Beide sollten wissen, dass diese Schwierigkeiten bei jungen Eltern relativ weit verbreitet sind und überwunden werden können, indem sie Verständnis dafür entwickeln und lernen herauszufinden, was der oder die jeweils andere zu tun bereit ist, um den Bedürfnissen des anderen gerecht zu werden. Es ist gerade dann empfehlenswert, zu lernen, miteinander über solche Gefühle zu sprechen und sich die Zeit füreinander zu nehmen, um sich gegenseitig die jeweiligen emotionalen Bedürfnisse mitzuteilen. Das haben aber manche Paare nie gelernt. Gerade für diese Paare kann hier eine professionelle Hilfestellung sehr nützlich sein.

SEXUALITÄT NACH DER GEBURT

Viele Frauen haben nach der Geburt vorübergehend weniger Interesse an der Sexualität. Bis zu einem gewissen Ausmaß liegt das an der hormonellen Umstellung. Oft liegt es aber auch daran, dass die jungen Mütter sich zu gestresst und müde fühlen, vor allem wenn sie nach der Rückkehr aus der Klinik zu Hause wenig oder keine Unterstützung haben und die noch ungewohnte Versorgung des Babys allein leisten müssen. Wenn der Ehemann aber in der Zeit nach der Geburt mit Eifersucht auf das Kind reagiert und unbedingt Beachtung haben möchte, kann er in den Augen der Frau sehr unattraktiv werden. Keine Frau wird mit einem „kleinen, fordernden Jungen", der mit dem neugeborenen Kind konkurriert, schlafen wollen. Dieses Problem taucht bei jungen Eltern relativ häufig auf. Sobald der Partner wirklich seine Rolle als Vater und liebevoller Ehemann übernimmt, indem er seine Frau unterstützt, ihr Wertschätzung entgegenbringt, sie und das Kind umsorgt, kehrt die „Lust" wahrscheinlich bald zurück.

13. Fallbeispiele

FALLBEISPIEL: ENTSPANNUNG AM FLUSSUFER

Bei der Klientin handelte es sich um eine Kollegin, die schon Erfahrung mit Hypnotherapie hatte. Sie wollte ihre Vorbereitung für die Geburt gerne "maßschneidern". Weil sie einen langen Anfahrtsweg hatte und es kurz vor der Geburt war, konnte sie nur zu einer Sitzung kommen. Sie wollte diese Trance gern auf Band aufnehmen, um in der verbleibenden Zeit noch zu Hause zu üben. Bisher hatte sie mit entspannender Musik geübt, was auch ganz gut funktioniert habe, denn sie sei sehr suggestibel.

Ich induzierte eine Trance und bat sie, einen Ort auftauchen zu lassen, an dem sie sich ganz besonders sicher und wohl fühle. Daraufhin tauchte vor ihrer inneren Wahrnehmung eine Wiesenlandschaft an einem Fluss auf, an dessen Ufer sie manchmal Fahrradtouren mache. Ich bat sie, die Situation genau zu beschreiben. Die Sonne schien und ein leichter kühler Wind wehte.

In der Trance saß sie auf einer kleinen steinernen Treppe an der begrünten Böschung des Flusses und beobachtete den Sonnenuntergang. Es war ein sehr schöner Anblick. Auf dem Fluss waren kleine Wellen zu sehen, was sie sehr beruhigte. Sie schaute sich um und sah Grashalme an der Uferböschung, durch die sie die Sonne sehen konnte. Ringsum waren sanfte kleine Hügel, sie saß auf dem Steintreppchen, halb liegend.

Dieses Material aus der Trance baute ich als Grundstruktur in eine zweite Trance ein, die auf Tonband aufgenommen wurde, um damit zu Hause zu üben.

In der zweiten Trance ging sie wieder an diesen angenehmen Ort, saß auf der kleinen Steintreppe am Flussufer und schaute auf die zarten Wellen auf der Wasseroberfläche und das Gras, das sich im Wind bewegte. Ich sprach in der Trance nun davon, dass das Gras, das jetzt im Sommer so hoch stehe, im Frühjahr, angelockt von der wärmer werdenden Sonne, ganz von allein begonnen habe zu wachsen. Auch ihr Körper wisse ganz genau, wie sie ein Kind zur Welt bringen könne. Der Körper weiß das ganz von allein. Außerdem stellte sie sich noch vor, dass sie eine tiefe Entspannung und Analgesie entwickelte, mit jeder Stufe, die sie diese Treppe hinuntergehen würde. Danach kam die Reorientierungsphase.

Einige Wochen später, nach der Geburt, erzählte sie mir in einem Telefonat, dass es ihr mit der Trance, die ihr Mann noch mit Musik unterlegt hatte, sehr gut gegangen sei. Sie hatte zu Hause entbunden und sich zwischen den einzelnen Kontraktionen vollkommen tief entspannen können. Sie habe ihren Körper machen lassen und immer genau gewusst, wie sie den Körper unterstützen könne. Bei einer Fortbildung von Hebammen, zu der ich als Referentin eingeladen war, lernte ich ihre Hebamme kennen, die mir begeistert bestätigte, dass die Klientin diese Geburt trotz einer schwierigen Lage des Kindes sehr gut gemeistert habe.

FALLBEISPIEL: EIN MÄCHTIGER BAUM IM RÜCKEN

Diese Klientin und ihren Mann habe ich in dem Fallbeispiel: Schutz der neuen Systemgrenzen in Kapitel 9 bereits erwähnt. Die Klientin äußerte auch den Wunsch, Hypnose zur Geburtsvorbereitung einzusetzen.

Nach dem üblichen Abklären der Erwartungen und Vorstellungen von Hypnose induzierte ich eine leichte Trance zum Entspannen und fragte auch diesmal wieder nach einem wohltuenden inneren Ort, von dem ihr Unbewusstes der Meinung sei, dass er ganz besonders geeignet sei, sie bei der Geburt zu unterstützen. Bei ihr tauchte nach kurzer Zeit eine weite Wiesenlandschaft auf und ein großer mächtiger Baum, der noch ein paar andere große Bäume um sich herum stehen hatte. Sie ging zu dem mächtigen Baum in der Mitte und setzte sich am Fuß des Baumes auf dessen bequem geformte kräftige Wurzeln. Diese waren so geformt, dass sie die Füße bequem abstützen konnte, während ihr Rücken fest an den Baum gelehnt war. Sie hatte das Gefühl, dass der Baum ihr Kraft gebe, die über den Rücken in sie hineinströmte. Dieses innere Bild von Entspannung und Kraft gleichzeitig war für sie so passend, dass sie es tatsächlich während des gesamten Geburtsverlaufes, kombiniert mit Atemtechniken aus dem Geburtsvorbereitungskurs, mit Erfolg nutzte. Sie erzählte später, sie habe immer bei den Kontraktionen die Füße in die Wurzelhalterungen gepresst, gleichzeitig habe ihr der Baum ganz intensiven Halt im Rücken gegeben. Sie hatte eine gute, leichte Geburt.

FALLBEISPIEL: EIGENES GEBURTSERLEBNIS

Um die Faktoren zu verdeutlichen, die auf den Verlauf der Geburt einwirken können, schildere ich nun mein eigenes Erlebnis bei der Geburt meines Sohnes: Ich hatte damals schon mit meiner Ausbildung in Erickson'scher Hypnotherapie begonnen und für die Geburtsvorbereitung Selbsthypnose eingesetzt. Die Schwangerschaft war sehr gut und ohne Beschwerden verlaufen, ich ging voller Zuversicht und Selbstvertrauen in die Geburt.

Am Morgen des 17. Februar 1981 platzte die Fruchtblase. Ich hatte noch keine Wehen. Die Nachfrage in der Klinik, ob ich kommen solle, ergab, dass ich mich einfach flachlegen und entspannen sollte, damit die Nabelschnur nicht vorfällt. Sobald die Wehen regelmäßig kämen, sollte ich mich auf den Weg in die Klinik machen. Am Abend gegen 18 Uhr war es so weit: Die Wehen wurden regelmäßig und stärker, und ich begab mich zusammen mit meinem Mann in die Klinik. Die Untersuchung ergab, dass der Muttermund gerade begann sich zu öffnen. Die Wehen waren erträglich, ich konnte sie mit meinem selbsthypnotischen Entspannungstraining ganz gut meistern. Es wurde ein Einlauf gemacht; danach konnte ich duschen, blieb aber im Kreissaal. Die Hebamme hatte mir ein weißes OP-Hemdchen verpasst, obwohl sie meinte, dass es noch nicht so schnell losgehen würde. Draußen wurde es dunkel, nach der CTG-Untersuchung erfuhr ich, dass mein Mann während der Untersuchung nach Hause geschickt worden war mit der Begründung, er brauche seinen Schlaf für morgen früh, wenn mit der Geburt zu rechnen sei. Ich wurde in einen weiß gekachelten Kreissaal gebracht, mit einem hohen weißen und schmalen Bett, auf das ich mit meinem dicken Bauch kaum hinaufkam. Die Hebamme sagte, ich solle versuchen, mich auszuruhen und zu schlafen. Sie dimmte das Licht und verschwand für längere Zeit, wahrscheinlich in der Annahme, dass ich jetzt tatsächlich schlafen würde.

Ich ärgerte mich darüber, dass mein Mann weggeschickt wurde, ohne mich zu fragen, ob mir das überhaupt recht sei. Inzwischen spürte ich nämlich die Wehenschmerzen sehr deutlich, doch es war niemand in meiner Nähe. Ich fühlte mich allein gelassen. Die diensthabende Hebamme kam ab und zu herein und verschwand gleich wieder. Mein Blick fiel auf die Zeiger der großen Uhr im Kreißsaal, die sich unendlich langsam bewegten. Die Zeit stand still, schien sich endlos zu dehnen. Ich konnte mich durch nichts ablenken, ging immer wieder im Kreis in diesem weißen Raum herum und fing an zu stöhnen und zu schreien. Ich fühlte mich den Schmerzen zunehmend hilflos ausgeliefert. Irgendwann kam die Hebamme und meinte, dass schließlich alle Frauen da durch müssten, wenn sie Kinder kriegen. Sie untersuchte wieder den Muttermund, der sich nur unwesentlich weiter geöffnet hatte. Danach verschwand sie wieder. Ich hoffte, dass es bald Morgen werden würde, dass die Geburt endlich Fortschritte machen würde, denn ich hatte höllische Schmerzen.

In der Nacht sind Schmerzen und Ängste größer, allein gelassen gibt es keine Ablenkung.

In einem anderen Kreißsaal hörte ich auf einmal eine Frau laut stöhnen und schreien. Weil ich noch nie eine Geburt erlebt hatte, kannte ich auch die Schreie einer Gebärenden nicht. Ich war verängstigt und sehnte mich danach, wenigstens mit jemandem zu sprechen. Die Schmerzen wurden so schlimm, dass ich das Gefühl hatte, völlig die Kontrolle zu verlieren. Ich fühlte mich psychisch und körperlich allein und elend. Von der Hebamme bekam ich schließlich ein Schmerzmittel gespritzt, dann versuchte ich, mich ein wenig zu entspannen. Aber ich hatte das Gefühl, es half nichts. Irgendwann dämmerte der Morgen, vereinzelte Autogeräusche und das Vogelzwitschern draußen gaben mir das Gefühl neuer Hoffnung. Hatten sie nicht meinem Mann gesagt, es würde sicher noch bis zum Morgen dauern, bevor die Geburt so richtig in Gang käme?

Inzwischen hatte ein Schichtwechsel stattgefunden. Eine jüngere, nette Hebamme und eine sehr nette junge Ärztin kamen. Die

Ärztin setzte sich erst einmal neben mich, hielt meine Hand und sagte: „Ach Gott, sie sind ja ganz aus dem Atemrhythmus gekommen!" Dann begann sie einfach mit mir zu atmen und erklärte mir noch einmal freundlich, wie ich das besser machen könnte. In diesem Moment fielen mir auch wieder schlagartig die Übungen aus dem Geburtsvorbereitungskurs ein. Die ganze Nacht hatte ich nicht daran gedacht. Mein Mann war auch schon so früh wie möglich gekommen, was mich sehr beruhigte. Nach einiger Zeit öffnete sich die Tür und ein mit uns befreundeter Arzt, der in dieser Klinik arbeitete und gerade seinen Dienst begonnen hatte, spazierte Pfeife rauchend herein. Ich liebe den Duft von Pfeifentabak. Er lachte und sagte, dass das Baby ja jetzt bald da sein würde. Ich würde das sicher gut machen. Das versetzte mir einen Schwall von Freude und Zuversicht. Ich glaubte auch, dass ich das doch alles gut schaffen würde – wenn sogar im Kreissaal noch Pfeife geraucht werden durfte.

Kontextsuggestion: Dann scheint ja alles normal und gut zu laufen.

Es war wie ein Geschenk, ein Gefühl, dass mir nun nichts mehr passieren könne. Und dann geschah etwas Erstaunliches:

Ich geriet spontan in einen tiefen Trancezustand. Ich war am Meer, genau genommen irgendwo an einem Strand in Florida, wo die Wellenreiter kunstvoll auf riesigen Wellen reiten. Ich war dort und im Kreissaal gleichzeitig. Ich fühlte plötzlich mit jeder Faser meines Körpers, wie ich mich auf einem Surfbrett über das Wasser bewegte, wie ich spielend leicht das Gleichgewicht halten konnte und einen festen Halt auf dem Brett hatte. Die Sonne schien, ich spürte das angenehm warme, trotzdem erfrischende Wasser an den Füßen und wie es an meinen Körper spritzte. Ein atemberaubend schönes türkisblaues Wasser, das sich in riesigen Wellen heranbewegte. Ich begann, auf den Wellen zu reiten, und als die erste Welle nahe genug war, holte ich im genau richtigen Moment tief Luft und sprang mit angehaltenem Atem, wie in Zeitlupe, auf meinem Brett hochkonzentriert über den Wellenkamm. Dann löste sich die Spannung, und mit dem Ausatmen glitt ich auf der anderen Seite der Welle mit Schwung durch das Wellental bis zur nächsten Welle, die sich vor mir aufbaute. Ich übersprang sie auf dieselbe Art und Weise.

Ich sah auch andere Surfer und dieses wunderbare kristallklare Wasser. Dann hörte ich plötzlich Musik: die Beach Boys, "Everybody went surfing ..., good vibrations ...", und Musik von Pink Floyd. Es passte wunderbar zu der Bewegung, wie ein Tanz. Es war anstrengend, aber eine tiefe Zufriedenheit über diese körperliche Spitzenleistung breitete sich in mir aus. Ich war dort und im Kreissaal zugleich, und die Geburt ging voran. Ich hatte das Gefühl, selbst wieder aktiv und nicht mehr ausgeliefert zu sein. Es war anstrengend, so wie eben das Surfen auf großen Wellen auch anstrengend ist, ich flog mit meinem Surfbrett über die Wehen hinweg.

Ich brauchte auch nicht mehr so hilflos zu schreien, ich war intensiv beschäftigt und vollkommen absorbiert von meiner sportlichen Betätigung.

Sportler spüren, wenn es darauf ankommt, oft keinen Schmerz. Wenn sie z. B. kämpfen, damit ihre Mannschaft gewinnt, oder der Siegespokal fast erreicht ist.

Schließlich kamen noch die Presswehen, und ich konnte gut mit der Hebamme und der Ärztin kooperieren, und dann war unser Sohn Lukas geboren. Es ging mir wie den meisten anderen Frauen auch, dass fast augenblicklich die ganze Anstrengung vergessen war und nur noch dieses Glück, diese Liebe zu spüren waren. Mein Sohn schaute mich und meinen Mann intensiv mit großen Augen an, wir verliebten uns beide augenblicklich in ihn. Er lag auf meinem Bauch, und erst nach einiger Zeit wurde die Nabelschnur durchtrennt. Ich war zutiefst zufrieden.

Als ich noch eine kurze Narkose bekam, um die Dammnaht zu nähen, hatte ich eine intensive Vision von einem sich drehenden Farbtunnel, durch den ich flog. Dann war ich an einem Ort bei den ägyptischen Pyramiden und fing an zu singen. Der Gesang entstand tief in meinem Bauch, stieg nach oben und befreite sich durch meine Kehle. Es war ein Gesang in einer mir fremden Sprache mit kehligen Lauten. Ein Gefühl von unendlicher Dankbarkeit. Es war ein Lobgesang.

Später fragte mich der befreundete Arzt, ob ich Arabisch könne, mein Gesang sei sehr laut gewesen und habe sich arabisch angehört. Im realen Leben kann ich weder Wellenreiten noch beherrsche ich die arabische Sprache.

Aber ich spürte, in welchem Ausmaß und auf welch kreative Weise mein Unbewusstes mir während der Geburt Zugang zu Fähigkeiten eröffnete, von denen ich zuvor nicht wusste, dass ich sie habe. Zugleich habe ich die Erfahrung gemacht, dass die Geburt eines Kindes für eine Frau auch ein spirituelles Erlebnis sein kann. Für mich drückt ein Gedicht Rilkes dieses Erlebnis besonders anschaulich aus.

Ich lebe mein Leben
In wachsenden Ringen,
Die sich über die Dinge ziehn.
Ich werde den letzten
Wohl nicht vollbringen,
Aber versuchen will ich ihn.

Ich kreise um Gott,
Den uralten Turm,
Und ich kreise jahrtausendelang;
Und ich weiß noch nicht:
Bin ich ein Falke, ein Sturm
Oder ein großer Gesang.

(Aus dem Stundenbuch)

14. Trancegeschichten, Imaginationen und Suggestionen

Im Folgenden stelle ich, nach Themenbereichen geordnet, einige der Trancegeschichten, Metaphern und Imaginationen vor, die ich in der Arbeit mit Schwangeren häufig verwende und die sich in diesem Zusammenhang als besonders hilfreich erwiesen haben. Einige Trance-Skripts habe ich vollständig beschrieben; sie können genau so übernommen oder individuell modifiziert werden. Einige häufig gebrauchte Imaginationen beschreibe ich in Kurzform, sie können als Anregung für die eigene Arbeit mit Schwangeren dienen. Diese Tranceinduktionen können sowohl in der Arbeit mit Einzelnen als auch in Gruppen angewendet werden. Bei der Anwendung in Gruppen ist es besonders wichtig, Wahlmöglichkeiten für das Erleben offen zu lassen, so dass jede Person der teilnehmenden Gruppe etwas Passendes für sich aus der Trance entnehmen und die Trance optimal nutzen kann.

In der Arbeit mit Einzelnen kann man die allgemeine Metapher oder Rahmengeschichte nutzen und sie dann entsprechend der individuellen Besonderheiten und Ziele der Klientin „maßschneidern". Ich habe bei den fünf ausführlichen Tranceskripts jeweils etwas andere Induktionen verwendet. Auch diese können für die jeweilige Klientin „maßgeschneidert" werden. Dasselbe gilt für die Rückführung bzw. Reorientierung, wenn die Trance beendet wird. Wichtig ist, in der Sprache Wahlmöglichkeiten für die Klientinnen offen zu lassen.

Die Klientin kann in der Trance mit Du oder Sie angesprochen werden, je nachdem, was ihr selbst am angenehmsten ist.

Die Hypnosesprache in den Traceinduktionen folgt mit Absicht nicht immer den korrekten grammatischen Regeln, sondern hat eigene Gesetzmäßigkeiten, z. B. ist sie in höherem Maße vage und bildhaft, damit bestimmte, therapeutisch sinnvolle Suchprozesse in Gang gesetzt werden. In der folgenden Übersicht habe ich den einzelnen Themen die jeweiligen Trancegeschichten oder Induktionen zugeordnet.

Entspannung und Stressbewältigung
Die Schneeschmelze
Ort des Wohlbefindens/der innere Schutzraum

Kontakt mit dem Kind
Das innere Lächeln

Behandlung von Schwangerschaftsbeschwerden
Die gute Königin und die Heilerin
Förderband

Schmerzkontrolle
Handschuhanästhesie
Analgesie durch Erinnerung an Kälteempfindung
(nach David Cheek)
Die Schmerzschalttafel

Geburtsverlauf: Suggestionen
Eine Blüte, die sich öffnet
Ein Tor zur Geburt
Ein weicher Rollkragenpullover, der sich über den Kopf dehnt

Metaphern, die meine Klientinnen spontan während der Geburt entwickelten
Die Geburt als Wellenreiten
Die Kontraktionen als Buchungsvorgang: das Wehenkonto
Die Kontraktionen und Sandschippen
Geburt und Gewittersturm
Geburt und Hindernisrennen
Geburt als Tauchvorgang
Der Baum, der den Rücken stärkt
Geburt als Gang mit dem Kind durch einen Wintersturm

ENTSPANNUNG UND STRESSBEWÄLTIGUNG

Schneeschmelze
Vorbereitung
Erlauben Sie sich, einen für Sie angenehmen und bequemen Platz im Raum einzunehmen. Vielleicht möchten Sie lieber sitzen und ihre

Hände bequem auf den Schoß oder die Armlehne ihres Stuhls (Sessels) legen … Vielleicht möchten Sie auch lieber behaglich auf dem Boden liegen, sich vielleicht angenehm in eine Decke einhüllen … Das Wichtigste ist, dass Sie es sich so bequem wie möglich machen. Vielleicht spüren Sie an manchen Stellen die Berührung mit der Unterlage deutlicher als an anderen Stellen … vielleicht spüren Sie, wie fest Ihre Füße auf dem Boden stehen, oder falls Sie liegen, wie Ihre Fersen und Waden auf dem Boden aufliegen …

Sie können die Augen offen lassen oder schließen, das ist völlig gleichgültig … denn Sie können mit offenen oder geschlossenen Augen in eine sehr angenehme wohltuende Trance gehen, denn die genau optimale für den jetzigen Moment stimmige Trancetiefe kann jetzt beginnen, sich ganz von allein zu entwickeln. Sie können auch einfach abwarten, wann Ihre Augen sich vielleicht ganz von allein gern schließen möchten, einfach weil es behaglicher ist und Ihnen erlaubt, die vielleicht jetzt schon beginnende Entspannung noch mehr zu genießen …

Mag sein, dass ab und zu entfernt Geräusche zu hören sind von vorbeifahrenden Autos … oder Geräusche hier im Raum, wenn jemand seine Körperhaltung verändern möchte, so dass es noch bequemer wird … und Sie können jederzeit Ihre Körperhaltung verändern und sich danach erlauben, noch behaglicher, noch tiefer in Trance zu gehen, in die für den jetzigen Moment genau optimale Trancetiefe … Sie können jedes Geräusch nutzen, um behaglich und tief ein- und auszuatmen und zu spüren, wie eine angenehme wohltuende Trance sich beginnt zu entwickeln …

Durchführung

Es mag sein, dass Sie jetzt schon beginnen zu spüren, wie die eine oder andere Stelle Ihres Körpers schon jetzt ganz von allein begonnen hat sich zu entspannen, sich zu lockern … und ich habe keine Ahnung, wo Sie diese beginnende Entspannung als Erstes spüren werden … bei manchen Menschen entspannt und glättet sich als Erstes die Stirn … und dann die Wangenmuskulatur und die Kaumuskeln … bei anderen beginnt dieses angenehme Gefühl als Erstes in den Füßen … oder irgendeinem anderen Teil Ihres Körpers, vielleicht im Nacken und Schulterbereich … und vielleicht mögen Sie die Vorstellung genießen … dass dieses behagliche, entspannte

Gefühl beginnt, sich nach und nach über den ganzen Körper auszubreiten ... so wie das freundliche Licht der Sonne ... das sich über die ganze Landschaft ergießt ... sobald die Regenwolken sich verziehen ... und ... der Sonnenschein ist immer da ... über den Wolken, nur manchmal etwas verdeckt ... und sich daran zu erinnern, dass der Sonnenschein und der blaue Himmel immer da sind ... wer von uns erinnert sich nicht an diese Zeit im Februar, März, wenn die Tage länger werden, und wir spüren schon den herannahenden Frühling ... die Sonne scheint wärmer, und die Luft beginnt schon auf diese besondere Weise zu duften ... schon ein bisschen nach Frühjahr ... vielleicht hört man schon wieder am frühen Morgen das Gezwitscher der Vögel ... und auch die letzten Schnee- und Eisreste beginnen zu schmelzen, ganz sanft ... auch die hartnäckigen Schneereste ... die oft am Rand der Straße liegen, wo der Schneepflug sie im Winter beiseite geschoben hat ... oder die harten Schneereste, die sich noch hartnäckig an kühlen Nordhängen gehalten haben ... sie beginnen einfach zu schmelzen ... ganz von allein ... die ganzen harten, verkrusteten Schnee- und Eisreste ... und manchmal, wenn man morgens aus dem Haus geht ... dann sieht man vielleicht noch ein paar alte hartnäckige Schneereste aus dem letzten Winter auf dem Bürgersteig liegen ... und manchmal, wenn man am Nachmittag wieder nach Hause kommt, dann haben sich die alten grauen harten Schneekrusten einfach aufgelöst ... ganz von allein ... ganz sanft ... durch das wärmende Licht der Frühlingssonne ... und sind zu Wasser geworden ... fließend und beweglich und zu Nahrung geworden für all die wunderbaren Pflanzen, die jetzt wieder beginnen zu wachsen und zu gedeihen mit neuem Leben ... und das Wasser von den alten Schneeresten ... ernährt all das Neue ... all die jungen frischen Pflanzen ... die jetzt bald beginnen zu wachsen ... ganz von allein ... und sich diesem wunderbaren warmen sanften Licht der Sonne entgegenrecken ... ganz genüsslich ... und spüren ... wie alte Verspannungen sich auflösen ganz von allein ... und genießen, wie die Muskeln entspannen und Spannung schmilzt ... sehr wohltuend ... sehr angenehm ... befreiend ... und wie angenehm es ist, tief ein- ... und langsam und genüsslich auszuatmen und all die Spannungen mit jedem Atemzug aus dem Körper zu entlassen ... Spannung abfließen zu lassen ... wie den Schnee von gestern ... ganz sanft ... genau ... und dieses tiefe langsame befreiende Ausatmen genießen ...

Reorientierung

Und du kannst dieses Gefühl genießen und … nach und nach langsam wieder beginnen zurückzukommen, hier in diesen Raum, in diese Zeit … dich wieder orientieren in der Gegenwart, vielleicht hörst du plötzlich wieder deutlicher die Geräusche im Raum, wie alle nach und nach wieder ganz da sind … und sobald du wieder ganz wach bist, von Kopf bis Fuß … kannst du wieder die Augen öffnen, dich recken und strecken … Finger bewegen, Arme … Beine … den ganzen Körper … und wieder ganz hellwach sein und erfrischt.

Der innere Schutzraum

Diese Trance eignet sich sehr gut, wenn man gerne Abstand von Stress und Alltagshektik hätte und vielleicht auch mehr Raum, um bestimmte Situationen oder Erlebnisse neu zu sehen oder zu bewerten.

Vorbereitung

Erlaube es dir auch diesmal, es dir so bequem wie möglich zu machen … im Sitzen oder Liegen … und nimm dir die Zeit, die für dich bequemste Haltung herauszufinden. Du kannst spüren, wie dein Körper auf der Unterlage aufliegt oder wie du auf dem Stuhl sitzt. Auch die Position deiner Füße kannst du wahrnehmen – vielleicht ist ein Fuß etwas kühler oder wärmer als der andere, leichter oder schwerer. Mag sein, dass einige Bereiche deines Körpers sich jetzt schon sehr behaglich und entspannt fühlen und du in anderen Bereichen noch Spannung wahrnehmen kannst. Vielleicht hast du die Augen offen, oder du möchtest die Augen schließen, während sich eine angenehme, wohltuende Trance beginnt zu entwickeln … ganz von allein … während du vielleicht noch das eine oder andere Geräusch hörst und weißt, dass du jedes Geräusch nutzen kannst, noch behaglicher, noch tiefer zu entspannen. Wahrscheinlich spürst du auch, wie dein Atem in seinem eigenen Rhythmus ein- und ausströmt und wie sich dein Brustkorb, deine Bauchdecke und auch deine Schultern dabei ganz leicht heben und senken. Du kannst zuhören oder nicht oder manchmal mehr zuhören, manchmal weniger oder einfach auf die für dich stimmige Weise diese Trance genießen und meine Stimme kann einfach im Hintergrund bleiben … all das ist vollkommen in Ordnung.

Durchführung

Und du kannst dir erlauben, vor deiner inneren Wahrnehmung einen Ort auftauchen zu lassen ... einen Ort, an dem du dich ganz besonders wohl, behaglich, sicher und entspannt fühlst ... vielleicht ein Ort aus einem Urlaub, vielleicht ein Ort aus einer früheren Lebenszeit ... und für manche ist es auch ein imaginärer Ort, den es in der realen Wirklichkeit gar nicht gibt, so wie Raumschiff Enterprise. Für manche ist der wohltuende innere Ort auch ein wunderschöner Klang oder eine Farbe, die sie einhüllt, oder einfach ein wunderbares Körpergefühl ... und ich habe keine Ahnung, welchen wohltuenden angenehmen inneren Ort dein Unbewusstes für dich aussuchen wird ... vielleicht sind es anfänglich auch mehrere ... vielleicht ist es ein angenehmer Ort, der gleich auftaucht und den du schon kennst, oder es braucht noch ein bisschen Zeit, bis du diesen Ort deutlich wahrnehmen kannst ... lass dir Zeit, diesen Ort immer detaillierter und lebendiger vor deiner inneren Wahrnehmung werden zu lassen.

Vielleicht kannst du schon bestimmte Details erkennen, vielleicht gibt es einen angenehmen Duft, der typisch ist für diesen Ort ... vielleicht hörst du bestimmte Laute oder Geräusche, die mit diesem Ort verknüpft sind ... vielleicht sitzt du, stehst oder gehst umher oder liegst an diesem Ort ... vielleicht gibt es auch etwas, was du gern berührst, weil es sich gut anfühlt ... und vielleicht spürst du, wie wohl du dich fühlst ... wo im Körper spürst du diese Sicherheit, dieses Wohlgefühl am intensivsten ...

Und vielleicht erinnerst du dich an die Zauberinnen und Magierinnen in den Märchen, die immer vor dem Zaubern einen magischen Kreis um sich herum gezogen haben, und in der Trance können wir alle zaubern. Und so kannst du, wenn das für dich gerade stimmig ist, in einer angenehmen Entfernung um deinen angenehmen Ort herum einen magischen Schutzkreis ziehen, und aus diesem Schutzkreis heraus kannst du ebenfalls auf magische Weise einen Schutzraum entstehen lassen, aus einem angenehmen Material, gut belüftet, der sich über dir wölben kann.

Bei manchen Menschen ist dieser Schutzraum wie ein Baum, der sich über sie wölbt, bei anderen ist er wie eine Holzhütte in den Bergen, für andere wiederum ist er aus einem durchsichtigen, aber festen Material, durch das man wie bei einer Einwegscheibe zwar hinausschauen, wo aber niemand hereinschauen kann, und für wieder andere Menschen besteht der persönliche magische Schutzraum aus einem Material wie der Energieschild bei Raumschiff Enterprise, der in Gedankenschnelle ausgefahren werden kann und an dem sogar Asteroidenschwärme einfach abprallen.

Und es kann ein Genuss sein zu wissen, dass Alltagsstress und Hektik einfach draußen bleiben müssen und alle negativen Einflüsse an diesem Schutzraum abprallen, wie Pfeile an einem Schild oder Regen draußen an den Fensterscheiben, während man es drinnen so richtig gemütlich hat.

Zu diesem Schutzraum gehört auch eine Fernsteuerung, mit der du bestimmen kannst, was rein darf und was draußen bleibt, und vielleicht genießt du es jetzt schon wahrzunehmen, wie der ganze Stress draußen abprallt und wie Staub auf die Erde fällt.

Vielleicht macht es dir auch Vergnügen, die eine oder andere Situation aus dem Alltag draußen vor deinem persönlichen Schutzraum ablaufen zu lassen wie einen Fernsehfilm und aus dieser bequemen sicheren Distanz heraus einiges neu zu bewerten, einen neuen Blick auf diese Situation oder Personen zu gewinnen. Und einige Aspekte von Situationen haben manchmal auch eine gewisse Komik, die man plötzlich entdeckt, und vielleicht spürst du ein Lachen oder Schmunzeln auftauchen in deinem Gesicht beim Blick auf diese Situation.

Und wie gut zu wissen, dass du jederzeit Zugang zu deinem inneren Schutzraum hast und du ihn jederzeit aufsuchen kannst und sei es nur für ein paar Minuten oder Sekunden … vielleicht um dich einfach ein bisschen zu erholen oder um dir genügend Raum und Zeit zu gönnen, um bestimmte Situationen oder Personen aus einer angenehmen Distanz heraus zu betrachten und vielleicht einen neuen Blick, eine neue Perspektive zu gewinnen … und vielleicht wieder dieses Schmunzeln zu spüren, das sich oft von allein einstellt, wenn dein Unbewusstes eine Lösung gefunden hat und du plötzlich spürst, wie eine neue Gelassenheit dich durchströmt … entspannt und gelassen … sehr angenehm …

Rückführung
Und du kannst dich bei deinem inneren magischen Schutzraum für seine Existenz bedanken und dir dann erlauben, den Schutzraum wieder in dem magischen Kreis verschwinden zu lassen und dann, wenn du möchtest, auch wieder den magischen Kreis aufzulösen

und wieder langsam, z. B. indem du rückwärts von 10 bis 1 zählst, bei jeder Zahl rückwärts wieder ein wenig mehr zurückkehren in die Gegenwart und spätestens, wenn du bei 1 angekommen bist, wieder ganz hellwach sein von Kopf bis Fuß und die Augen öffnen und dich recken und strecken. Und wieder ganz da sein.

KONTAKT MIT DEM KIND

Das innere Lächeln

Es kann eine der bereits zuvor geschilderten Vorbereitungen auf die Trance als Induktion verwendet werden.

Durchführung

Und während du dir erlauben kannst, dieses Gefühl von Entspannung und Wohlgefühl sich noch weiter ausbreiten zu lassen, magst du dir vielleicht vorstellen, wie irgendein Muskel, Organ oder Gewebe anfängt zu lächeln ... und weil das Lächeln ja sehr ansteckend ist, fängt ein anderer Bereich des Körpers an zurückzulächeln, und vielleicht spürst du, wie es sich anfühlt, wenn das Lächeln sich immer mehr ausbreitet ... im ganzen Körper, bis hinunter zum Uterus. Und der Uterus beginnt nun, nachdem er von allen Organen ringsum angelächelt wird, ebenfalls das Kind in seiner Mitte anzulächeln ... von allen Seiten ... und wie reagiert das Kind, wenn es so freundlich von allen Seiten angelächelt wird? Kannst du sehen, wie es zurücklächelt? Und vielleicht magst du in deiner Vorstellung dein Baby ebenfalls anlächeln und ihm all die lieben Worte sagen, die du ihm gern sagen möchtest, denn dein Baby kann diese liebevolle Zuwendung spüren ... und genießen und sich geborgen fühlen ... und vielleicht möchtest du auch in Zukunft noch öfter auf diese Weise mit deinem Kind Kontakt pflegen, es vielleicht sogar mit deinen geistigen Händen streicheln und berühren und ihm sagen, wie sehr du dich auf seine Ankunft freust. Und es kann sein, dass auch dein Kind dir etwas mitteilt, auf eine Weise, die du genau verstehen kannst ... und ihr könnt beide diesen Kontakt genießen und die Liebe und Verbundenheit. Und dann kannst du, nachdem du dich mit deinem Kind für ein neues Rendezvous verabredet hast, nach und nach beginnen, wieder zurückzukehren ... in diesen Raum, in diese Zeit ... in die Gegenwart ...

Die Rückführung dann wie in den vorherigen Beispielen durchgeführt werden.

BEHANDLUNG VON SCHWANGERSCHAFTSBESCHWERDEN

Die gute Königin und die Heilerin

Die gute Königin und die Heilerin sind archetypische Figuren, die in den Märchen und Mythen der unterschiedlichsten Kulturen auftauchen. Meiner Meinung nach eignen sich solche archetypischen Figuren besonders gut zur Entwicklung von Metaphern und Trancegeschichten. Je nach Ziel lässt sich die folgende Geschichte immer wieder modifizieren und verwandeln. Oft fungiert diese Geschichte als Angebot für Selbsthypnose und wird dann – je nach Rückmeldung der jeweiligen Klientin weiter modifiziert und maßgeschneidert. Ich habe diese Geschichte seit Jahren erfolgreich bei Schwangerschaftsbeschwerden wie Übelkeit, Erbrechen, Rückenproblemen etc. eingesetzt. Natürlich kann sie aber auch bei der hypnotherapeutischen Behandlung von vielen anderen psychosomatischen Beschwerden oder Symptomen eingesetzt werden.

Vorbereitung

Sie können es sich im Sitzen oder Liegen so bequem wie möglich machen. Eine angenehme und bequeme Haltung kann bewirken, dass Sie schon sehr bald spüren können, wie eine angenehme, erholsame Trance beginnt, sich zu entwickeln.

Vielleicht erinnern Sie sich jetzt an diese kleinen, subjektiven Veränderungen der Körperwahrnehmung, die Sie schon beim letzten Mal in Trance erlebt haben. Und während Sie sich daran erinnern, spüren Sie wahrscheinlich jetzt schon, dass diese typischen kleinen Veränderungen der subjektiven Körperwahrnehmung, die Sie schon kennen und die für Sie ein gutes Zeichen sind, dass die Trance bereits begonnen hat, sich einzustellen und Sie sich auf eine neugierige Art darauf freuen können… welchen Nutzen Ihr Unbewusstes für Ihre Gesundheit und Ihr Wohlbefinden aus dieser Trance gewinnen wird.

Vielleicht werden Sie auch neue alte oder alte neue Perspektiven entdecken, neue Ideen und bewusst unbewusste Möglichkeiten, alte oder neue Probleme zu lösen …

Vielleicht möchten Sie Ihre Körperhaltung ab und zu verändern, und das ist völlig in Ordnung, vielleicht genießen Sie es, dass Sie jedes Geräusch nutzen können, um tief ein- und auszuatmen und anschließend noch tiefer in Trance zu gehen, genau die im Moment optimale passende Trancetiefe zu erreichen, bei der Ihr Unbewusstes am meisten profitieren kann. Vielleicht gehen Sie lieber mit offenen oder mit geschlossenen Augen in Trance.

Durchführung

Ich weiß nicht, ob du dich an die Märchen deiner Kindheit erinnerst und daran, dass in diesen Märchen häufig die Rede ist von einer guten Königin und einem guten König. In den Ländern, in denen eine gute Königin und einer guter König herrschten, so erzählt man sich in den Märchen, gab es gute lange Zeiten des Friedens und Wohlstandes. Man erzählt sich, dass in diesen Zeiten die Wissenschaften, die Künste und der Handel blühten, ja, dass sogar die Äkker fruchtbarer waren und die Bauern doppelte Ernten einfahren konnten und dass Schafe und Ziegen häufiger Zwillinge gebaren, so dass die Herden wuchsen und gediehen und Nahrung im Überfluss vorhanden war, so dass sich alle satt essen konnten. Und man wusste damals, dass dies der Segen war, der von einer guten Königin und einem guten König ausging auf das ganze Land ...

Und alle guten Königinnen und Könige zeichneten sich dadurch aus, dass ihnen das Wohlergehen aller Regionen am Herzen lag, und deshalb reisten Sie regelmäßig in alle Teile ihres Reiches, um sich nach dem Befinden in der Region zu erkundigen ... denn Sie wussten schon damals, dass es dem ganzen Königreich nur gut geht, wenn es jeder einzelnen Region gut geht.

Und vielleicht magst du dir vorstellen, dass du die gute Königin in deinem Reich bist, dem Reich deines Körpers. Und natürlich hast du als gute Königin einige hervorragenden Beraterinnen und Berater, die du mit auf die Reise nehmen kannst ... die dir mit ihrem Fachwissen zur Verfügung stehen. Vor allem hast du eine exzellente Heilerin, mit der du auch eng befreundet bist und die dich jedes Mal begleitet, wann immer du eine Region besuchst. Von ihrer Heilkunst konntest du dich schon oft überzeugen, und sie arbeitet vollkommen selbstständig und weiß ganz genau, was getan werden muss, um ein Organ oder Gewebe zu heilen, zu kräftigen oder auch zu reinigen, damit es wieder besser funktionieren kann … Vielleicht magst du dir vorstellen, wie du dich gerade auf den Weg machst, zusammen mit der Heilerin. Vielleicht ist es diesmal eine Region, die Hilfe braucht … und um deinen Besuch gebeten hat … *(hier kann man dann das entsprechende Organ oder die Körperregion benennen, die im Moment Hilfe braucht)* … vielleicht ist es der Rücken und die Wirbelsäule … vielleicht auch die Nackenmuskulatur, vielleicht auch eines der inneren Organe, wie zum Beispiel der Magen oder der Uterus. Sobald ihr in die Region kommt, könnt ihr schon sehen, wie die Vertreter der Region euch erwarten und sich darüber freuen, wie verlässlich die Königin und ihre Heilerin ihnen zu Hilfe eilen. Die Begrüßung ist sehr herzlich und ihr könnt sehen, wie alle sich freuen, dass ihr da seid … und als gute Königin kannst du dir nun schildern lassen, was genau das Anliegen ist … und natürlich spüren die Vertreter der Region, dass dir ihr Wohlergehen sehr am Herzen liegt … und sie lieben dich, ihre Königin, dafür.

Inzwischen hast du deine Freundin, die Heilerin, beauftragt, sich das Gebiet anzuschauen, das Heilung oder Unterstützung braucht, und du weißt, wie diese Heilerin mit ihrem fachkundigen Blick immer sofort erkennt, was benötigt wird … und was sie tun muss, um der Region oder dem besonderen Organ zu helfen. Sie verfügt außerdem … und man kennt dies von den Geschichten über die alten Kelten und ihre Druiden, über eine zauberkräftige heilende Lotion… von der sie immer einen genügend großen Vorrat bei sich trägt. Diese Lotion reinigt und heilt jedes Gewebe, mit dem sie in Berührung kommt auf zauberkräftige Weise. Und man kann schon beobachten, wie sie an der genau richtigen Stelle des Gewebes oder Organs jetzt beginnt, das Gewebe und die Zellen mit dieser zauberkräftigen, heilkräftigen Lotion zu baden, wie schädliche Krankheitserreger sofort unschädlich gemacht werden und wie das Gewebe regelrecht aufatmet, jede einzelne Zelle, wie befreit.

Bei Rückenschmerzen und Wirbelsäulenproblemen zum Beispiel könnte man auf folgende Weise fortfahren: … und du kannst beobachten, wie sie mit ihrem hervorragenden Wissen genau erkennt, welche Wirbel sie mit der Lotion behandeln muss, wie sie sehr geschickt und fachkundig die einzelnen Wirbelzwischenräume badet und reinigt und heilt gleichzeitig, vielleicht kannst du sogar sehen, wie sich die Bandscheiben zwischen den Wirbeln durch dieses liebevolle heilende Bad in der heilkräftigen zauberhaften Lotion ganz schnell erholen und wieder prall und elastisch aussehen, wie frisch aufgeschüttelte Kissen, und wie die einzelnen Zellen regelrecht aufatmen und so rosig und frisch aussehen wie frisch gebadete Kinder. Auch die Muskeln werden mit dieser heilenden Lotion gebadet, und dadurch entspannen sie sich ganz wunderbar, und Verunreinigungen durch Stoffwechselschlacken im Gewebe werden aus dem Gewebe herausgelöst und dann von den körpereigenen Putzgruppen und der Müllentsorgung nach draußen geschafft, über die Harnleiter und den Darm ausgeschieden.

Und nach der Behandlung kann man spüren, wie die ganze Region aufatmet und alle Organe zufrieden sind, weil sie jetzt wieder zum Wohl des gesamten Körpers ihre gewohnte Arbeit wieder viel besser tun können. Nachdem die Heilerin ihre Arbeit beendet hat, kann man sehen, wie die Zellen ihr begeistert die Hände schütteln und sich bedanken und wie wohl sie sich jetzt fühlen ... und auch du freust dich über die gute Arbeit deiner Heilerin und nimmst den Dank der Vertreter der Region entgegen für die schnelle und gute Hilfe. Ihr verabschiedet euch zusammen und versprecht, demnächst noch mal der Region einen Besuch abzustatten und sich noch mal nach dem Befinden zu erkundigen. Vielleicht siehst du, wie sie euch zum Abschied freudig nachwinken und wie zufrieden du bist, dass es dieser Region deines Körpers jetzt besser geht und weil du aus Erfahrung weißt, dass die Heilungsimpulse, die von der Heilerin gesetzt wurden, auch weiterwirken werden, wenn du wieder wach sein wirst, und du das Wohlgefühl aus der Trance ... mitnehmen kannst in den Wachzustand. Vielleicht spürst du das Bedürfnis ... dich bei deiner Heilerin für Ihre hervorragende Arbeit zu bedanken ... vielleicht möchtest du ihr ein besonders schönes Geschenk überreichen, von dem du weißt, dass sie sich darüber freut ... und wie du dich nun auf den Heimweg machst ... nach und nach ... und beginnen kannst ... zurückzukehren ...

Rückführung

Zurückkehren ... langsam ... in diesen Raum ... in diese Zeit ... vielleicht indem du langsam zurückzählst von 10 rückwärts bis 1 oder ... auf deine eigene Art zurückzählen ... und bei jeder Zahl rückwärts ein klein wenig wacher werden, sich immer mehr in der Gegenwart orientieren und gleich, wenn du wieder vollkommen wach bist von Kopf bis Fuß ... tief ein- und ausatmen ... sich recken und strecken wie eine Katze hinterm Ofen … die Augen öffnen und wieder ganz wach sein von Kopf bis Fuß und das Wohlgefühl aus der Trance mitbringen in den Wachzustand.

TRANCE ZUR VORBEREITUNG AUF DIE GEBURT

Diese Trance kann dazu dienen, schon während der Schwangerschaft die gewünschten Reaktionen bei der Geburt einzuüben. Wichtig ist zu vermitteln, dass jede Geburt einzigartig ist und nie genau geplant werden kann.

Ich streue daher in der Trance immer die Suggestion ein, dass die Schwangere all das, was sie jetzt gelernt hat, nutzen kann, um eine natürliche, sichere und leichte Geburt zu haben, aber dass ihr Unbewusstes während der Geburt spontan noch viel bessere Möglichkeiten einsetzen kann, damit sie sich während der Geburt wohl fühlt.

Da eine Zeitprogression durchgeführt wird, ist es wichtig zu betonen, dass die Kontraktionen zum genau richtigen Geburtstermin einsetzen werden.

Diese Trance kann dazu dienen, den Ablauf der gesamten Geburt zu unterstützen. Der Verlauf der Entbindung wird dabei simuliert.

Eröffnungsphase

Sobald zum richtigen Zeitpunkt des Geburtstermins die Geburtskontraktionen regelmäßig spürbar werden, wirst du wissen, dass jetzt endlich der Zeitpunkt gekommen ist, auf den du dich schon so lange gefreut hast. Du kannst dich darauf freuen, dass du nun bald dein Kind in den Armen halten wirst. Du wirst deine Hebamme informieren und dich nun bereit machen, deine Koffer für die Klinik packen und dich in Begleitung von … auf den Weg dorthin machen *(falls die Frau zu Hause entbinden möchte, kann sie es sich einfach zu Hause bequem machen und die Hebamme verständigen).*

Wenn du im Krankenhaus entbinden möchtest, beginne mit Selbsthypnose erst, wenn du dort angekommen bist und von der Ärztin, dem Arzt oder der Hebamme in Empfang genommen wurdest.

Du kannst die Gebärmutterkontraktionen nutzen, um dich auf die gewohnte Weise sehr schnell und tief zu entspannen und einen optimal tiefen Trancezustand sich entwickeln zu lassen. Vielleicht möchtest du zu diesem angenehmen inneren Ort gehen oder deine besonders entspannende Imagination nutzen, um die Trance und das Wohlgefühl zu vertiefen.

Vielleicht möchtest du auch eine der verschiedenen Methoden einsetzen, die du gelernt hast, um Schmerzen zu verringern. Vielleicht möchtest du zu der inneren Schalttafel gehen und die Empfindungen dimmen. Je tiefer und behaglicher du dich entspannst, umso schneller und leichter wird sich bei der Geburt der Muttermund öffnen ... für dein Kind das Tor zur Geburt. Vielleicht möchtest du dir vorstellen, wie mit jeder Kontraktion, der natürlichen Arbeit der Uterusmuskeln, dieses Tor sich vor deinem Kind immer weiter dehnt und öffnet, wie das Gewebe am Muttermund weich und weiter wird und sich der Muttermund automatisch mit jeder Kontraktion ein wenig mehr öffnet, und vielleicht kannst du mit den Augen deines Kindes sehen, wie dieses Tor sich langsam und stetig immer weiter öffnet.

Und alle deine Muskeln kooperieren mit deinem Baby und dir auf optimale Weise. Der Muttermund entspannt sich vollkommen, er wir ganz weich, so entspannt und schlaff wie die Muskeln einer schlafenden Katze hinterm Ofen oder so schlaff und schlabberig wie eine Stoffpuppe. Der Muttermund wird sich so leicht und sanft vor dem Kopf des Babys ausdehnen wie ein sehr elastischer, weicher Stoff, wie ein weicher, weiter Kragen von einem Rollkragenpulli, und der Kopf und der gesamte Körper deines Babys können ganz leicht und mühelos durchschlüpfen mit Hilfe der Schwerkraft und der hervorragenden Muskelarbeit deiner Gebärmuttermuskeln. Bis es schließlich hinaus und in den Geburtskanal eintauchen kann.

Austreibungsphase

Es kann sein, dass du ein Gefühl hast, zur Toilette zu müssen, das Bedürfnis zu pressen. Sag dies deiner Hebamme oder dem Arzt. Denn nun ist es nur noch eine kurze Zeit, bis dein Kind geboren wird. Lass dich nun von den hilfreichen Anweisungen der Hebamme oder des Arztes begleiten und leiten. Du kannst wunderbar mit ihnen zusammenarbeiten, und es wird dir ganz leicht fallen, alle

Anweisungen zu befolgen, so dass die Geburt deines Kindes schnell vorangeht.

Nun ist es nur noch eine kurze Zeit, ungefähr eine halbe Stunde, bis du dein Baby endlich im Arm halten kannst, es sehen und berühren kannst. Und wie du es anschauen wirst, voller Liebe und Freude. Und während deine Uterusmuskeln jetzt noch kräftiger ihre Arbeit tun, geht die Geburt gut voran. Dein Baby wird nun rasch und stetig immer weiter nach unten zum Ausgang der Scheide geschoben. Dein Baby ist von der Natur vollkommen darauf vorbereitet, durch den Geburtskanal und unter Mithilfe deiner Muskeln sanft und kraftvoll zugleich durchzutauchen, es wird mit jeder Kontraktion ein Stück weiter zum Ausgang, zur Geburt hin geschoben ... sanft und kraftvoll mit jeder Kontraktion ein Stück weiter ... und du kannst dir erlauben, dich zwischen den Kontraktionen tief zu entspannen und während der Eröffnungskontraktionen die kräftige Arbeit deiner Muskeln zu bewundern und wie sie genau wissen, was sie zu tun haben, alte evolutionäre Körperintelligenz ... Und deine Muskeln haben Zugang zu all diesem Geburtswissen im Innern deines Körpers.

Und wie wunderbar alle Muskeln ihre Kraft einsetzen, sie wissen ganz von allein, wie sie arbeiten und ihre Kraft einsetzen müssen, so dass dein Baby vollkommen natürlich leicht und sicher geboren wird, so wie es für dich und dein Baby optimal ist.

Du kannst alles nutzen, was du zur Vorbereitung auf die Geburt gelernt hast, um dich wohl zu fühlen. Du kannst diese wunderbaren vielfältigen Möglichkeiten des Körpers nutzen, Schmerzen zu vergessen oder an der Schalttafel auszuschalten. Es kann sein, dass du die gelernten Möglichkeiten nutzen wirst oder dass dein Unbewusstes noch viel bessere Möglichkeiten für dich bereithält, dich wohl zu fühlen und eine leichte, natürliche und angenehme Geburt zu haben.

Vielleicht erlebst du dich gerade bei einer sehr anstrengenden sportlichen Tätigkeit, die deine volle Aufmerksamkeit in Anspruch nimmt, so dass die Zeit vergeht wie im Flug ... wie schnell der Zeitpunkt jetzt gekommen ist, wo dein Kind endlich geboren wird.

Jede Kontraktion, die vorbei ist, kannst du loslassen und vergessen, mit jeder Kontraktion kommen sie der Geburt jetzt näher ... und dann schließlich nur noch eine kleine Strecke, dieses kraftvolle Pressen, und zwischen den Presskontraktionen tiefe Erholung in

Sekundenschnelle, tiefe Erholung, wie die Löwin, die immer in der Wüste eine Oase mit Wasser findet, weil Löwen Wasser riechen können und Oasen. Und diese große Kraft zu spüren und das Wissen, wie du die Arbeit der Muskeln durch die Atmung unterstützen kannst, und wie du alles hören kannst, was die Hebamme oder die Ärztin oder der Arzt sagt, und wie du kooperieren kannst mit dem, was die Hebamme, der Arzt oder die Ärztin sagt. Und du wirst es genießen können, zu wissen, dass du alle Kraft zur Verfügung hast, die du brauchst.

Und dann schließlich noch einmal pressen ... und dein Kind ist da, zu spüren, wie dein Kind geboren wird, wie es aus deinem Körper herauskommt, und du es endlich sehen kannst und du es endlich in die Arme schließen kannst, es auf deinem Bauch spüren kannst, und vielleicht magst du auch die Gegenwart deines Partners spüren und dieses gemeinsame Glück, euer Kind willkommen zu heißen, es liebevoll auf den Bauch zu legen. Und vielleicht kannst du jetzt schon dieses Gefühl des Glücks und der Freude und des Stolzes spüren auf diese großartige Leistung, dein Kind geboren zu haben, und erlaubst dir, die Zeit zu nehmen, die du brauchst, um langsam damit zu beginnen, dich wieder zu reorientieren. Und dein Unbewusstes wird all dieses Wissen, wachbewusst und unbewusst, nutzen, damit du in Zukunft, genau zum richtigen Zeitpunkt, eine vollkommen natürliche, sichere angenehme Geburt haben wirst ...

(Rückführung wie schon in den vorherigen Beispielen beschrieben.)

Tranceinduktion für Monika als Geburtsvorbereitung

Monika hatte zunächst an einem Gruppentraining teilgenommen, hinterher aber noch Einzelstunden erhalten, um die Trance für sie „maßzuschneidern". Die Trance wurde dann zum Üben zu Hause in „Ich-Form" auf Band gesprochen:

Zuerst werde ich damit beginnen, es mir so bequem wie möglich zu machen an dem Platz, den ich mir jetzt für meine Selbsthypnose-Übung ausgesucht habe und der mir jetzt am angenehmsten ist. Ich habe Selbsthypnose schon oft geübt und diese kleinen typischen Veränderungen der Körperwahrnehmung, die die Trance anzeigen, sind mir schon gut vertraut. Auch jetzt kann ich es wieder spüren, wie diese Veränderungen einsetzen, und ich spüre jedes Mal, wie ich noch leichter und schneller in Trance gehen kann als beim letzten Mal.

Vielleicht lege ich auch noch mal eine meiner beiden Hände auf die gegenüberliegende Schulter und spüre dann wieder, wie sie sich ganz langsam, von allein beginnt zu lösen und sich nach unten auf einem meiner Oberschenkel ablegt. Spätestens dann, aber wahrscheinlich schon früher, spüre ich, wie sich die Trance auf sehr wohltuende Weise ganz von allein beginnt zu entwickeln.

Ich kann aber auch zusätzlich meine Augenlider sich mit einem langsamen, befreienden Ausatmen schließen lassen. Danach kann ich sie wieder öffnen und sie sich dann abermals mit dem Ausatmen schließen lassen und dabei noch zehn Mal tiefer in Trance gehen. Vielleicht mag ich das noch einmal wiederholen und es genießen, wie sich dabei eine wohltuende Entspannung und angenehme Trance beginnt weiterzuentwickeln. Sehr angenehm.

Ich kann es genießen zu spüren, wie diese wohltuende Entspannung beginnt, sich in allen Muskeln auszubreiten. Auch da, wo eben noch Anspannung zu spüren war, können meine Muskeln jetzt beginnen sich zu lockern und zu entspannen, wie wenn das freundliche warme Licht der Sonne darauf scheinen würde und Anspannung sich auflöst.

Ich kann auch diese Vorstellung genießen, eine Treppe zur Entspannung hinunterzugehen und bei jedem Schritt tiefer, noch tiefer zu entspannen, und wenn ich unten ankomme, werde ich dort an einem sehr angenehmen Ort sein und mich wunderbar sicher, wohl und entspannt fühlen können.

Und darüber hinaus kann ich es genießen, all diese Möglichkeiten zu kennen, wie mein Unbewusstes auf ganz natürliche Weise eine körpereigene Schmerzunempfindlichkeit entstehen lassen kann.

Diese Wahl an Möglichkeiten, zu wissen, dass ich Schmerzen jederzeit kontrollieren und verändern kann, sie sogar einfach vergessen kann, macht mich sehr sicher und selbstbewusst.

Die Möglichkeit, an diese innere Schalttafel zu gehen, ähnlich wie wenn man am Elektro-Schaltkasten den Strom abschaltet, um eine Arbeit an einer elektrischen Vorrichtung ungestört und sicher durchführen zu können. Ich weiß, dass ich an dieser inneren, imaginären Schalttafel jederzeit die Schalter, die die Schmerzimpulse aus verschiedenen Regionen des Körpers anzeigen, abschalten oder dimmen kann, so wie ich es möchte und wie mein Bedarf ist, und anschließend spüren, wie mein Wohlbefinden noch größer wird.

Ich darf als Frau das Wohlbefinden spüren zu wissen, wie gut die Gebärmuttermuskeln während der Geburt ihre Arbeit tun, um das Baby optimal und sicher, rasch und gesund zu gebären, und ich darf das Wissen und die Fähigkeit genießen, all diese natürlichen unbewussten Fähigkeiten zu nutzen, ihr Wohlgefühl vor, während und nach der Geburt aufrechtzuerhalten oder zu steigern. Und ich weiß auch, dass dieselben Muskeln, die bei der Geburt ihre Arbeit tun, auch bei der größten Lust, dem Orgasmus, beteiligt sind. Dieses genussvolle Vibrieren und Kontrahieren der Muskeln während des Orgasmus. Alles dieselben Organe und Muskeln.

Ich kann auch die Fähigkeit genießen, mit intensiven Vorstellungen bestimmte Bereiche meines Körpers auf unbewusste Weise taub und gefühllos werden zu lassen, für eine bestimmte Zeit, in der ich dieses Taubheitsgefühl gut gebrauchen kann, wie eine mentale Periduralanästhesie.

Ich kann mir jetzt z. B. vorstellen, wie ich langsam in einen klaren kalten See hineingehe. So wie im Sommerurlaub, wenn ich zum Baden ans Meer oder an einen See gehe, und ich kann mich erinnern an dieses Gefühl in den Füßen und Waden, wenn ich langsam in das Wasser hineingehe. Es fühlt sich am Anfang sehr kalt an, aber nach kurzer Zeit schon gewöhne ich mich daran. Der Körper fühlt sich in Kontakt mit kaltem Wasser nach kurzer Zeit an dieser Stelle taub und gefühllos. Wenn ich diese Kälte von den Knien abwärts spüren kann, wird mein

„Ja"-Finger sich ganz von allein anheben. Wenn ich in kaltem Wasser bin, gewöhne ich mich bald daran: Es fühlt sich nicht länger kalt an. Ich fühle in diesem Bereich nur halb so viel wie sonst.

Wenn ich mir meinen Zeh an etwas stoße oder mit meinem Schienbein anstoße, spüre ich dann zwar Druck, aber keinen Schmerz. Mein „Nein-Finger" wird sich anheben, wenn ich nur noch halb so empfindlich bin wie am Anfang.

Nun stelle ich mir vor und spüre, wie ich noch weiter in das kalte Wasser hineingehe, bis hinauf zu meinen Rippen. Wenn ich die Kühle von den Knien bis zu meinen Rippen aufsteigend spüren kann, wird wieder mein „Ja-Finger" sich anheben.

Sobald ich von den Knien aufwärts bis zum unteren Rippenbogen taub und gefühllos bin, wird mein „Nein-Finger" sich anheben.

Nun presse ich meinen linken Daumen und Zeigefinger zusammen. Dies bedeutet für mich, dass automatisch ein Taubheitsempfinden und eine Kühle im Bereich von den Füßen bis zum unteren Rippenbogen entstehen. Jedes Mal, wenn ich diese Übung wiederhole und Daumen und Zeigefinger meiner linken Hand zusammenpresse, werde ich mit zunehmender Schnelligkeit in der Lage sein, diese Taubheit und Kühle zu erzeugen. Ganz automatisch.

Nun löse ich wieder den Druck meines linken Daumens und Zeigefingers und presse anstatt dessen nun den Daumen und Zeigefinger meiner rechten Hand zusammen. Damit wird sich die Taubheit und Kühle sofort wieder auflösen in den Bereichen, die sich bisher kühl und taub angefühlt haben. Das normale Empfinden in diesen Bereichen wird dann sofort wieder zurückkehren.

Wenn ich zu Hause übe, kann ich diese Veränderungen im Körperempfinden jederzeit wiederholen, zu jeder Zeit, die ich möchte.

Ich weiß, dass mein Körper über all diese Fähigkeiten verfügen kann und dass ich dadurch sehr gut auf die Geburt meines Babys vorbereitet bin, so wie die Körper der Frauen schon seit Tausenden von Jahren ganz von selbst wissen, wie sie ihre Kinder gebären. Mein Körper verfügt über eine große Weisheit … in Trance zu gehen, auch später während der Geburt, hilft mir, mit meinen unbewussten Fähigkeiten in Kontakt zu sein, so dass ich jederzeit genau weiß, was ich tun muss, um eine leichte, optimal rasche und gesunde Geburt zu haben.

Ich weiß, dass ich auch später während der Geburt immer in Trance gehen und die gelernten Möglichkeiten nutzen kann, wann immer ich das möchte.

Ich kann umhergehen und mich dann in die Position begeben, die für mich am angenehmsten ist. Ich kann immer beginnen, in Trance zu gehen, indem ich einen tiefen wohltuenden Atemzug nehme. Das ist sehr natürlich, sehr leicht. Und vielleicht fällt mir beim Einatmen durch Nase und Mund auf, dass mein Körper sich ganz natürlich zu entspannen beginnt. Ich weiß, dass ich dabei gleichzeitig voll orientiert und imstande sein werde, bei der Geburt optimal mitzuarbeiten.

Mein Atem ist so natürlich und kraftvoll wie der Wind oder wie das beruhigende Anbranden oder Zurückströmen von Meereswellen.

Die Geburt ist ein ganz natürlicher Vorgang, körperlich und emotional.

Die Kontraktionen der Gebärmutter sind wie das Zusammenziehen von Muskeln im Körper. Und in jeder Pause während der Kontraktionen werde ich mich ganz von allein sehr tief und erholsam entspannen. Wenn der Zeitpunkt der Geburt gekommen ist, werde ich spüren, wie die Gebärmutter sich dann regelmäßig zusammenzieht und wieder entspannt ... Das wird für mich ein angenehmes Zeichen sein, denn ich weiß ... bald wird mein Kind da sein. Ich werde mich ganz von selbst bei jeder Kontraktion angenehm entspannen. Mit jeder Kontraktion komme ich dem Ziel näher, dass ich bald mein Baby im Arm halten werde.

Ich werde mich ganz von selbst angenehm entspannen ... zu Hause, im Kreissaal, wo immer ich mich befinde, und während ich fühle, wie meine Gebärmutter sich während der Geburt immer öfter zusammenzieht und entspannt, werde ich mich immer mehr auf mein Baby freuen.

Ich werde bemerken, wie im Kreissaal alles für die Geburt vorbereitet wird, wie ich regelmäßig untersucht werde, um festzustellen, dass es dem Kind gut geht ... und ich kann mich dabei angenehm entspannen und mich freuen über diese gute und professionelle Fürsorge für mich und mein Baby, dass alles getan wird, um mein Baby und mich bei der Geburt optimal zu unterstützen.

Und während ich in Trance bin, kann ich gleichzeitig auf das, was die Hebamme oder der Arzt sagt, reagieren und alles, was störend und unwichtig ist, innerlich an meinem imaginären Schutzwall abprallen lassen. So werde ich die Geburt genießen und entspannt bleiben und trotzdem alles tun können, was notwendig ist, um die Geburt zu unterstützen.

Irgendwann werde ich im Laufe der Geburt spüren, wie das Kind nach außen drückt, wie die Gebärmutter sich immer fester zusammenzieht ... und sobald es nötig ist, werde ich mitpressen können und mich dabei immer mehr freuen, denn bald werde ich mein Kind hören, sehen und spüren können und wann immer ich es wünsche, werde ich dabei die Entspannung vertiefen können, indem ich eine der vielen gelernten Methoden benutzen oder an einen sehr angenehmen inneren Ort gehen kann, und ich werde die Geburt angenehm miterleben können.

Schließlich werde ich dann mein Baby im Arm halten und in sein Gesicht und seine Augen sehen. Ich freue mich schon jetzt, wie mein Mann und ich unser Baby auf der Haut fühlen können und wie all unsere Liebe zu diesem Kind hinfließt und ich und mein Mann es voll Freude und Dankbarkeit willkommen heißen in unserer Familie.

Nach der Geburt wird meine Gebärmutter und auch eine eventuell vorhandene Dammnaht sehr schnell heilen – denn mein Körper weiß ganz genau, wie eine optimale, rasche Heilung sich unbewusst vollziehen kann.

Sehr schnell werden meine Brüste genügend Milch für mein Baby geben, und mein Baby und auch ich werden die Zeiten des Stillens genießen. Da ich auch nach der Geburt und im Wochenbett Selbsthypnose nutzen kann, werde ich mich entspannt und gelassen fühlen können und eine angenehme optimale Balance für mich, meinen Mann und mein Baby in der neuen Situation zu Hause gewinnen, und ich werde dieses Selbstbewusstsein genießen als eine fähige, starke junge Mutter mit meinem Baby.

Wenn ich die Entspannung beenden will, kann ich langsam diese Treppe wieder nach oben steigen und schließlich wieder hellwach und erholt aus der Trance auftauchen.

15. Berichte von Frauen

ERFAHRUNG MIT SELBSTHYPNOSE: BERICHT VON SARAH

Hallo liebe Liz,
hier also meine Erfahrungen mit der Selbsthypnose:

Ich bin aufgrund der guten Erfahrungen aus unseren Vorbereitungen sehr aufgeschlossen und entspannt auf den Geburtstermin zugegangen. Als ich dann sechs Tage über den Geburtstermin hinaus war, versuchten wir mit einer alten Hebammenmethode die Geburt einzuleiten – ich habe Rizinusöl geschluckt – jedoch erst ohne den gewünschten Erfolg. Erst später, abends vor dem Fernseher, merkte ich, dass mir nach einem Lachen etwas Fruchtwasser abging. Schmerzen verspürte ich jedoch nur schwach, eher dumpf, ähnlich dem Periodenschmerz. Trotzdem erfassten Frank und ich die Abstände. Wir hielten Abstände von ca. sieben bis acht Minuten zwischen den Schmerzen fest. Meine Hebamme sagte mir telefonisch, ich solle, wenn die Abstände sich auf fünf Minuten verkürzt haben, mich langsam frisch machen, evtl. noch einen Kaffee trinken und dann ins Krankenhaus kommen.

Immer noch war der Schmerz mit Atemtechnik und Entspannung gut zu ertragen.

Als ich im Krankenhaus ankam, zeigte die Untersuchung, dass mein Muttermund bereits gut geöffnet war und auch alle anderen Anzeichen auf eine zügige Geburt hinwiesen (im normalen Rahmen für Erstgebärende).

Die jetzt krampfartigen, aber immer noch absolut erträglichen Schmerzen wurden zwar stärker, ich konnte sie aber immer noch sehr gut wegstecken.

Frank und ich spazierten sogar noch ums Krankenhaus. Bei den Schmerzattacken musste ich zwar jetzt schon stehen bleiben, aber meine kurze „Trance", langsames Ein- und Ausatmen und die bildhafte Vorstellung, dass ich einen riesigen Sandberg mit Eimern abtragen und an einer anderen Stelle wieder auftürmen würde, ließen diesen Zustand schnell und erträglich vorbeigehen.

Diese Methode half mir durch die nächsten Stunden hindurch.

Ich versuchte auch mit Hilfe deiner Kassette in Trance zu gehen, merkte aber schnell, dass mir jetzt im Ernstfall (entgegen der bisherigen Vorbereitungsübungen mit Kassette) doch meine individuelle Vorstellungskraft besser weiterhalf.

Als dann fünf Stunden vergangen waren – ich befand mich gerade in der Wanne, und meine Hebamme meinte, jetzt würde es bald so weit sein (immer noch konnte ich relativ gut mit den Schmerzen umgehen) –, drehte sich unser Johannes im Geburtskanal und drückte von nun an immer heftiger gegen mein Becken.

Ab diesem Zeitpunkt hatte ich dann auch keine Kraft mehr, die Schmerzen zu unterdrücken, und ich fing an zu schreien, was ich bis dahin nicht brauchte.

Ich musste aus der Wanne raus und bekam Schmerzmittel, später dann PDA etc. (die PDA wirkte nur einseitig). Nach weiteren sechs Stunden kamen dann die Presswehen, für die ich kaum noch Kraft hatte. Mit gemeinsamen Kräften (Ärztin, Hebamme und natürlich Frank) drückten wir dann Johannes raus …

Vielleicht kann ich noch sagen, dass ich die komplette zweite Hälfte der Geburt wie in Trance erlebte. Hin und wieder lichte Momente, in denen ich heim wollte – aber eigentlich lief alles wie ein Film ab. Frank erzählte mir dann, dass ich, als Johannes endlich da war, ganz abwesend geschaut hätte – so als sei ich aus einem Schlaf erwacht und wüsste gar nicht, wo ich eigentlich bin.

Erst als man mir nach der Abnabelung Johannes wieder in den Arm legte, registrierte ich alles wieder und war nach der Geburt eigentlich recht fit (Frank und Susanne, meine Hebamme, sahen schlimmer aus). Susanne meinte, dass der OP schon vorbereitet worden war und Johannes und ich nur knapp daran vorbeigeschlittert sind.

Ich konnte meine Selbsthypnose praktisch auch vor zwei Wochen wieder anwenden, als ich wegen eines akuten MS-Schubes wieder im KST landete. Es hat so hervorragend funktioniert, dass ich mich ärgere, viel zu selten darauf zurückgegriffen zu haben.

Falls du irgendwann mal Testpersonen – eventuell auch in anderem Kontext – brauchst: wir sind gerne wieder dabei.
Viele liebe Grüße und nochmals vielen Dank an dich!
Johannes, Frank und Sarah

ENTSPANNUNG: BERICHT EINER SCHWANGEREN

Beispiel für die zweite Sitzung eines Selbsthypnosetrainings

Ich mache es mir bequem. Fixiere einen Punkt auf dem Bild schräg links von mir. Der Punkt ist mir zu „glatt", so dass ich mir einen unsymmetrischen Punkt etwas weiter unterhalb wähle. Ich kann ganz schnell abschalten, höre die Autos, die Vögel, das Wasser in der Heizung leise rauschen.

Danach wechsele ich den Ort des Geschehens: ruhiges Meer am westlichen Strand der Toskana. Ich liege auf dem Rücken im Wasser. Das Wasser ist ganz warm. Die Sonne scheint. Plötzlich werde ich immer schwerer und sinke allmählich auf den Grund; nicht so tief, denn das Wasser ist immer noch warm, und ich sehe an der Meeresoberfläche noch das Licht durchscheinen. Ich kann auf magische Weise unter Wasser atmen wie ein Fisch. Der Meeresboden ist bewachsen und mit abgesunkenem Plankton bedeckt. Er sieht sehr weich aus. Ich sinke auf einen Seestern zu und hoffe, nicht auf seiner harten Schale aufkommen zu müssen. Der Seestern bleibt seitlich liegen, und ich sinke in den weichen Meeresboden wie in weiche Daunenkissen. Das Kind in mir liegt ebenfalls weich. Die Gebärmutterwand sieht aus wie der Meeresgrund mit Algen und Plankton. Wir fühlen uns beide sehr wohl. Das Kind hatte die ganze Zeit über Schluckauf, jetzt beruhigt sich sein Zwerchfell.

Die Trance wird so tief, dass traumartige Szenen aus der BUND-Mitgliederversammlung vom Vortag auftauchen. Ich erkenne viele Zusammenhänge klarer als am Vortag, brauche jedoch meine weiche Unterlage, den Meeresboden, dabei nicht zu verlassen. Als ich „zurückgeholt" werde, merke ich, dass ich mich richtig dagegen sträube. Ich habe Mühe, mich zu orientieren, denn ich könnte den Zustand noch eine ganze Zeit lang genießen.

Diese Schwangere aus meinem Bekanntenkreis hatte ich mit fünf Terminen auf die Geburt vorbereitet. Sie nannte die Geburt „Ferrari-Geburt", weil sie sehr schnell ging.

Donnerstag, 7. August 1997

Vorsorgeuntersuchung. Muttermund fingerdurchlässig. Gebärmutterhals verkürzt. Leichte Blutungen durch Untersuchung. Abends Untersuchung durch Hebamme im Krankenhaus: leichte Wehen laut CTG, Herztöne des Kindes einmal kurz „abgesackt"; zur Kontrolle weiterer Aufenthalt im Krankenhaus (regelmäßig dreimal am Tag CTG).

Freitag, 8. August

Untersuchung durch Chefarzt, Muttermund 2 cm geöffnet, lt. CTG keine Wehen, keine Blutung.

Samstag, 9. August

Keine Wehen lt. CTG, topfit, keine Schmerzen. Gegen 21.00 Uhr leichtes Ziehen im Unterleib (wie bei Menstruationsschmerzen). Gegen 22.30 Uhr CTG, keine Wehen.

Sonntag, 10. August

0.00 Uhr: Gefühl, als ob Fruchtwasser abgeht. Kreuzschmerzen. Untersuchung durch Hebamme. Fruchtblase steht. Muttermund 2 cm geöffnet.

1.00 Uhr: Drang zum Stuhlgang (Gefühl wird immer schlimmer), erste Presswehen, Blutungen.

2.10 Uhr: Schmerzen werden stark. Kreissaal. Kopf ist schon sichtbar, Muttermund 10 cm geöffnet!

Richtige Presswehen. Hilfe von außen durch Arzt (Druck auf Bauch).

2.52: Geburt vollbracht – J. schreit.

Die Hebamme, die die Geburt begleitete, hatte im Milton-Erickson-Institut an einer Fortbildungsmaßnahme teilgenommen. Sie berichtete mir, dass sie vollkommen überrascht und erstaunt gewesen sei, dass eine Erstgeburt so schnell ablaufen könne.

NOTIZEN ÜBER DIE ERFAHRUNG MIT SELBSTHYPNOSE FÜR DIE GEBURT (FRAU NORD)

Meine Motivation für das Erlernen von Selbsthypnose:
Die Geburt meines ersten Kindes war sehr schmerzhaft und hat lange gedauert (20 Stunden). In der zweiten Schwangerschaft war die Angst vor der nächsten Geburt sehr stark. Außerdem hatte ich den Verdacht, dass die erste Geburt so lange gedauert hat und so schmerzhaft war, weil ich mich aus Angst verkrampft habe und nicht loslassen konnte. Daran wollte ich für die nächste Geburt arbeiten.

Es begann im Oktober 1990 (sechster Schwangerschaftsmonat) mit einem Wochenendseminar in allgemeiner Selbsthypnose. Anfang November folgte der erste Einzeltermin mit einer Übung mit der Vorstellung, in kaltem Wasser zu stehen (Bergsee). Diese Übung, die keine körperlichen (und für mich ablenkenden) Bewegungen während der Hypnose erforderte, hat mich am stärksten angesprochen. Es war ganz leicht, eine intensive Entspannung zu erreichen, und die Übung war sehr erholsam. Zu diesem Zeitpunkt ging es mir mit der Schwangerschaft gar nicht gut. Ich war sehr erschöpft, und das ungeborene Kind war mir sehr fern. In den nächsten Wochen folgten unregelmäßig Einzeltermine (ein bis zwei Wochen Abstand, manchmal länger). Psychisch veränderte sich einiges: Ich hatte mehr Kraft, das Kind ist mir näher gekommen, ich war insgesamt ausgeglichener und der Schwangerschaft und der bevorstehenden Geburt gegenüber positiver eingestellt. Vor allem war die Angst vor der Geburt stark gedämpft. Ich entwickelte immer mehr die Vorstellung, dass die Geburt eine bevorstehende Arbeit ist, die ich mir zutraue und auf die ich mich vorher vorbereiten kann. Ein Wechsel von der „Opferrolle" (ich muss die Geburt durchstehen) zur „Aktivrolle" (*ich* arbeite an der Geburt des Kindes mit).

Ein sehr wichtiges Element war bei einer der ersten Sitzungen die Kontaktaufnahme zum Kind; ich spürte, dass es dem Kind gut ging und dass ich kein schlechtes Gewissen zu haben brauche (weil das erste Kind so viel mehr Aufmerksamkeit bekommt und wenig Zeit für das Baby im Bauch übrig bleibt). Es wurde mir außerdem klar, dass das Baby ein Mädchen ist. Ich habe im Durchschnitt jeden zweiten Tag geübt und habe schnell gemerkt, dass es mir mit den Übungen besser ging. In den Zeiten ohne Selbsthypnoseübungen war ich unausgeglichener, das Kind war mir wieder nicht so nah, ich hatte wieder mehr Angst vor der Geburt und der Zeit danach. Nach ca. drei bis vier Wochen Übungen kamen die ersten Erfolge der Schmerzlinderung. Ich habe mich während der Hypnose selbst in den Oberschenkel gekniffen (eine Übung aus der Geburtsvorbereitung) und festgestellt, dass ich den Schmerz zwar registriert habe, dieser Schmerz mich aber nichts anging. Bei späteren Schmerztests war der Erfolg gemischt, mal hat es besser, mal nicht so gut geklappt. Die Vorstellung von kaltem Wasser war fast immer recht intensiv entspannend, führte aber nicht immer zu einer körperlichen Reaktion. Im Dezember fing ich an, die Hypnose durch Fingerdruck auszulösen, was auch ganz gut geklappt hat. In dieser Zeit habe ich die Schmerzlinderung bei einer Magengrippe mit Erfolg getestet. Die stechenden Magenschmerzen wurden schwächer, als ich mich intensiv darauf konzentriert habe, dass das Wasser immer kälter wird.

Über Weihnachten war eine längere Pause zwischen den Einzelterminen (ca. fünf Wochen), und ich hatte größere Probleme mit den Übungen (weniger intensiv, der Glaube daran wurde schwächer). Im Januar ging es nach einem weiteren Termin wieder besser. Ich hatte wieder viel Vertrauen zu mir und meinem Körper. Danach folgte eine längere Pause, in der ich immer allein geübt habe. Ich war mir meiner Sache jetzt so sicher, dass die Einzeltermine mir auch nicht gefehlt haben.

Zur Geburt selbst:

Am 1. Februar war es dann so weit. Es fing mit leichten, aber sehr häufigen Wehen nachts an. In dieser Zeit bin ich mit einer Mischung aus Selbsthypnose und Atemübungen gut klargekommen. Morgens ging ich dann ins Krankenhaus, als die Wehen alle drei Minuten kamen. Im Krankenhaus kam erst einmal eine Wehenpause, die 18 Stunden gedauert hat. In dieser Zeit ging es mir mit Warten und Unsicherheit (was ist, wenn es nicht mehr von allein losgeht?) recht schlecht. Ich habe dadurch Kraft verloren, und die Krankenhausatmosphäre war belastend. Nach Hause durfte ich aber nicht mehr, weil die Fruchtblase geplatzt war. Als es dann um Mitternacht losging, war ich relativ müde (die zweite Nacht ohne Schlaf). Die Wehen wurden schnell sehr intensiv, und ich habe dann anstatt mit Hypnose mit Atemübungen weitergemacht. Das ging jetzt schneller und effektiver, so dass ich mich nach einiger Zeit voll auf die Atmung konzentriert habe. Nach vier Stunden kam das Kind. Es war eine relativ leichte Geburt mit nur vier bis fünf Presswehen.

Obwohl ich die Hypnose als Schmerzlinderung nur am Anfang eingesetzt habe und später mit dem Atmen erfolgreicher war, würde ich sagen, dass sie mir geholfen hat. Die zweite Seite der Hypnose, nämlich das Loslassen, Entspannen, sich etwas zutrauen, war sehr wichtig. Nur so kann ich mir erklären, dass ich nach den fast traumatischen Erlebnissen der ersten Geburt, bei der ich mich vollkommen ausgeliefert gefühlt habe und dringend sowohl meinen Mann als auch die Hebamme gebraucht habe, bei der zweiten Geburt ganz allein die Wehen durchgestanden habe und gar nicht das Bedürfnis hatte, jemanden zu rufen. Ich bin in beiden „Wehennächten" allein geblieben und war ganz ruhig dabei. Ich habe es genossen, mich ganz auf meine Wehen zu konzentrieren und von niemandem „gestört" zu werden. Erst eineinhalb Stunden vor der Geburt rief ich meinen Mann und die Hebamme an, die dann eine dreiviertel Stunde vor der Geburt ankamen, so dass sie erst im Kreissaal mit dabei waren. Erst dann war für mich der Punkt erreicht, wo ich Hilfe gebraucht habe. Die Geburt selbst war ein sehr intensives und schönes Erlebnis. Ich habe die ganze Zeit über bewusst mitarbeiten können und hatte einen engen Kontakt mit dem ungeborenen Kind.

Literatur

Albrecht-Engel, I. (1995): Geburt in der Bundesrepublik Deutschland. In: W. Schiefenhövel, D. Sich u. E. Gottschalk-Batschkus (Hrsg.): Gebären – Ethomedizinische Perspektiven und neue Wege. Berlin (VWB), S. 31–42.

Alman, B. M. u. P. T. Lambrou (1995): Selbsthypnose. Ein Handbuch zur Selbsttherapie. Heidelberg (Carl-Auer-Systeme).

Bandler, R. u. J. Grinder (1996): Patterns. Muster der hypnotischen Techniken Milton H. Ericksons. Paderborn (Junfermann).

Bongartz, W. (1996): Der Einfluß von Streß und Hypnose auf das Blutbild. Psychohämatologische Studien. Frankfurt (Lange).

Bongartz, W. u. B. Bongartz (1998): Hypnosetherapie. Göttingen/Bern/Toronto/Seattle (Hogrefe).

Burrows, G. D. a. L. Dennerstein (eds.) (1980): Handbook of hypnosis and psychosomatic medicine. Amsterdam/London/New York/Tokyo (Elsevier).

Chamberlain, D. (1990): Woran Babys sich erinnern. Die Anfänge unseres Bewußtseins im Mutterleib. München (Kösel).

Chertok, L. u. D. Langen (1968): Psychosomatik der Geburtshilfe. Stuttgart (Hippokrates).

Erickson, M. H. (1986): Hypnotic anesthesia and analgesia for childbirth. In: E. L. Rossi a. M. O. Ryan (eds.): Mind-body-communication in hypnosis. Vol. III. New York (Irvington), S. 25–27.

Erickson, M. H. (1998): Hypnose in der Geburtshilfe: Erfahrungslernen nutzen. In: E. L. Rossi (Hrsg.): Gesammelte Schriften von Milton H. Erickson, Bd. 5.: Innovative Hypnotherapie. Heidelberg (Carl-Auer-Systeme), S. 294-299.

Erickson, M. H., E. L. Rossi, S. L. Rossi (1978): Hypnose. Induktion – Psychotherapeutische Anwendung – Beispiele. München (Pfeiffer).

Erickson, M. H. u. E. L. Rossi (1981): Hypnotherapie. Aufbau – Beispiele – Forschungen. München (Pfeiffer).

Ewy, D. u. R. Ewy (1979): Die Lamaze-Methode. Der Weg zu einem positiven Geburtserlebnis. München (Goldmann).

Geibel-Neuberger, U. W. (1995): Die soziokulturelle Einbettung von sechs sich entwickelnden Elternschaften bei der Geburt des ersten Kindes in der BRD aus ethnomedizinischer Sicht. In: W. Schiefenhövel, D. Sich

u. E. Gottschalk-Batschkus (Hrsg.): Gebären – Ethomedizinische Perspektiven und neue Wege. Berlin (VWB), S. 409–415.

Gélis, J. (1992): Das Geheimnis der Geburt. Rituale, Volksglauben, Überlieferung. Freiburg/Basel/Wien (Herder).

Gennep, van A. (1999): Übergangsriten. Frankfurt a. Main/New York (Campus).

Gerl, W. (1998): Moderne Hypnose: Hilfe durch das Unbewußte. Stuttgart (Thieme).

Grof, S. (1985): Geburt, Tod und Transzendenz. Reinbek bei Hamburg (Rowohlt).

Haley, J. (1991): Die Psychotherapie Milton H. Ericksons. München (Pfeiffer).

Hammond, B. C. (1990): Handbook of hypnotic suggestions and metaphors. New York (Norton/American Society of Clinical Hypnosis).

Hartland, J. (1971): Medical and dental hypnosis and its clinical applications. Baltimore (Williams & Williams).

Havens, R. A. (ed.) (1996a): The wisdom of Milton H. Erickson. Hypnosis and Hypnotherapy. New York (Irvington).

Havens, R. A. (ed.) (1996b): The wisdom of Milton H. Erickson. Human behavior and psychotherapie. New York (Irvington).

Hershman, S. a. I. I. Secter (1981): Indications and advantages of hypnosis in obstetrics. In: S. Hershman a. I. Secter: Medical and dental hypnosis. Chicago (Seminars on Hypnosis Publishing), p. 217–237.

Hilgard, E. R. a. J. R. Hilgard (1983): Hypnosis in the relief of pain. Los Altos, CA (Kaufmann).

Hüther, G. (2001): Biologie der Angst. Wie aus Stress Gefühle werden. Göttingen (Vandenhoek & Ruprecht).

Hypnosis in other related medical conditions. Obstetrics and gynecology. In: W. C. Wester a. A. H. Smith, Jr. (eds.): Clinical Hypnosis. A multidisciplinary approach. Cincinnati, OH (Behavioral Science Center), p. 299–303.

Illich, I. (1995): Genus. Zu einer historischen Kritik der Gleichheit. München (Beck).

Jordan, B. (1995): Geburt aus der Sicht der Ethnologie. In: W. Schiefenhövel, D. Sich u. E. Gottschalk-Batschkus (Hrsg.): Gebären – Ethomedizinische Perspektiven und neue Wege. Berlin (VWB), S. 25–30.

Klaus, M. H. u. J. H. Kennell a. P. H. Klaus (1996): Bonding. Building the foundations of secure attachment and independence. Reading, MA/Menlo Park, CA (Addison Wesley).

Klaus, M. H. u. P. H. Klaus (1988): Neugeboren. Das Wunder der ersten Lebenswochen. München (Kösel).

Klaus, P. H. (1997): Laboring mind response. Vortrag auf der Tagung „Gynäkologie, Geburt und Hypnose" in Saarbrücken.

Klaus, P. H., M. H. Klaus a. J. H. Kennell (1993): Mothering the mother: How a doula can help you have a shorter, easier, and healthier birth. Reading, MA/Menlo Park, CA (Merloyd Lawrence/Addison Wesley).

Kroger, W. S. (1965): Childbirth with hypnosis. Hollywood, CA (Wilshire).

Krumpholz-Reichel, A. (2002): Die große Müdigkeit. *Psychologie Heute* 10: 20–25.

Leboyer, F. (1986): Geburt ohne Gewalt. München (Kösel).

Lukas, K. H. (1968): Die psychologische Geburtserleichterung. Anleitung für Ärzte, Hebammen und Krankengymnastinnen zur psychologischen Geburtsvorbereitung und Geburtsleitung. Stuttgart/New York (Schattauer).

Milzner, G. (1999): Schmerz und Trance. Die Hypnotherapie von Schmerzsyndromen. Heidelberg (Carl-Auer-Systeme).

Münch, F. (1993): Geburtshilfe. In: D. Revenstorf (Hrsg.): Klinische Hypnose. Berlin (Springer), S. 385–392.

Neises, M. u. S. Ditz (2000): Psychosomatische Grundversorgung in der Frauenheilkunde. Ein Kursbuch nach den Richtlinien der DGPGG und DGGG. Stuttgart/New York (Thieme).

Odent, M. (1980): Die Geburt des Menschen: Für eine ökologische Wende in der Geburtshilfe. München (Kösel).

Olness, K. u. D. P. Kohen (2001): Lehrbuch der Kinderhypnose und -hypnotherapie. Heidelberg (Carl-Auer-Systeme).

Poncelet, N. M. (1985): An Ericksonian approach to childbirth. In: J. Zeig (ed.): Ericksonian Psychotherapy. Clinical applications. Vol. II. New York (Brunner/Mazel), p. 267–284.

Rauchfuß, M. (2000): Psychosomatische Gynäkologie *Symposium Medical* 11.

Revenstorf, D. u. B. Peter (Hrsg.) (2001): Hypnose in Psychotherapie, Psychosomatik und Medizin. Manual für die Praxis. Berlin (Springer).

Rinnhofer, H. (Hrsg.) (1997): Hoffnung für eine Handvoll Leben. Eltern von Frühgeborenen berichten. Reinbek bei Hamburg (Rowohlt).

Rossi, E. L. a. D. B. Cheek (1988): Mind-Body Therapy. Ideodynamic healing in hypnosis. New York/London. (Norton).

Rossi, E. L. (1993): 20 Minuten Pause. Wie Sie seelischen und körperlichen Zusammenbruch verhindern können. Paderborn (Junfermann).

Ruspoli, M. (1998): Die Höhlenmalerei von Lascaux. Auf den Spuren des frühen Menschen. Augsburg (Weltbild).

Schiefenhövel, W., D. Sich u. E. Gottschalk-Batschkus (Hrsg.) (1995): Gebären – Ethomedizinische Perspektiven und neue Wege. Berlin (VWB).

Schulz, U. M. (1971): Die Entwicklung der Hypnose in der Sowjetunion. Mainz (Diss. der Hohen Medizinischen Fakultät der Johannes-Gutenberg-Universität).

Sennett, R. (2000): Der flexible Mensch. Die Kultur des Kapitalismus. München (Siedler).

Verny, T. u. J. Kelly (1981): Das Seelenleben des Ungeborenen. München (Rogner & Bernhard).

Weber, G. (Hrsg.) (1993): Zweierlei Glück. Die systemische Psychotherapie Bert Hellingers. Heidelberg (Carl-Auer-Systeme).

Zeig, J. K. (1995): Die Weisheit des Unbewußten. Hypnotherapeutische Lektionen bei Milton H. Erickson. Heidelberg (Carl-Auer-Systeme). [Neuaufl. (2002) u. d. Titel: Einzelunterricht bei Erickson].

Zimmer, K. (1995): Babys. Die geborenen Experten. *GEO-Wissen* 23.

„Zur Geschichte der Hypnose". *Hypnose und Kognition. Zeitschrift für die Grundlagen und klinische Anwendung von Hypnose und kognitiver Psychologie* 17.

Über die Autorin

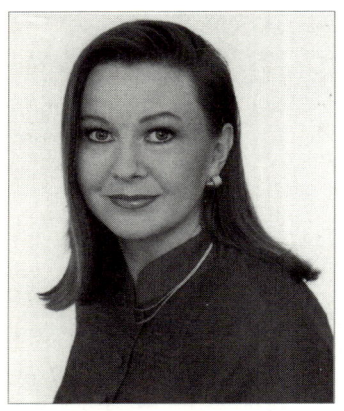

Liz Lorenz-Wallacher, Jahrgang 1951, Studium der Psychologie, arbeitete zunächst an einer Erziehungs-, Ehe- und Lebensberatungsstelle, später in einer Fachklinik für Psychosomatik und Verhaltensmedizin, wo sie als Teamleiterin u. a. ein hypnotherapeutisches Konzept zur Behandlung von sexueller Traumatisierung entwickelte. Heute arbeitet sie in eigener Praxis als Psychologische Psychotherapeutin, Verhaltens- und Hypnotherapeutin. Seit 1994 ist sie Leiterin des Milton-Erickson-Instituts in Saarbrücken, wo sie neben Psychotherapeuten auch Hebammen und Gynäkologen ausbildet.